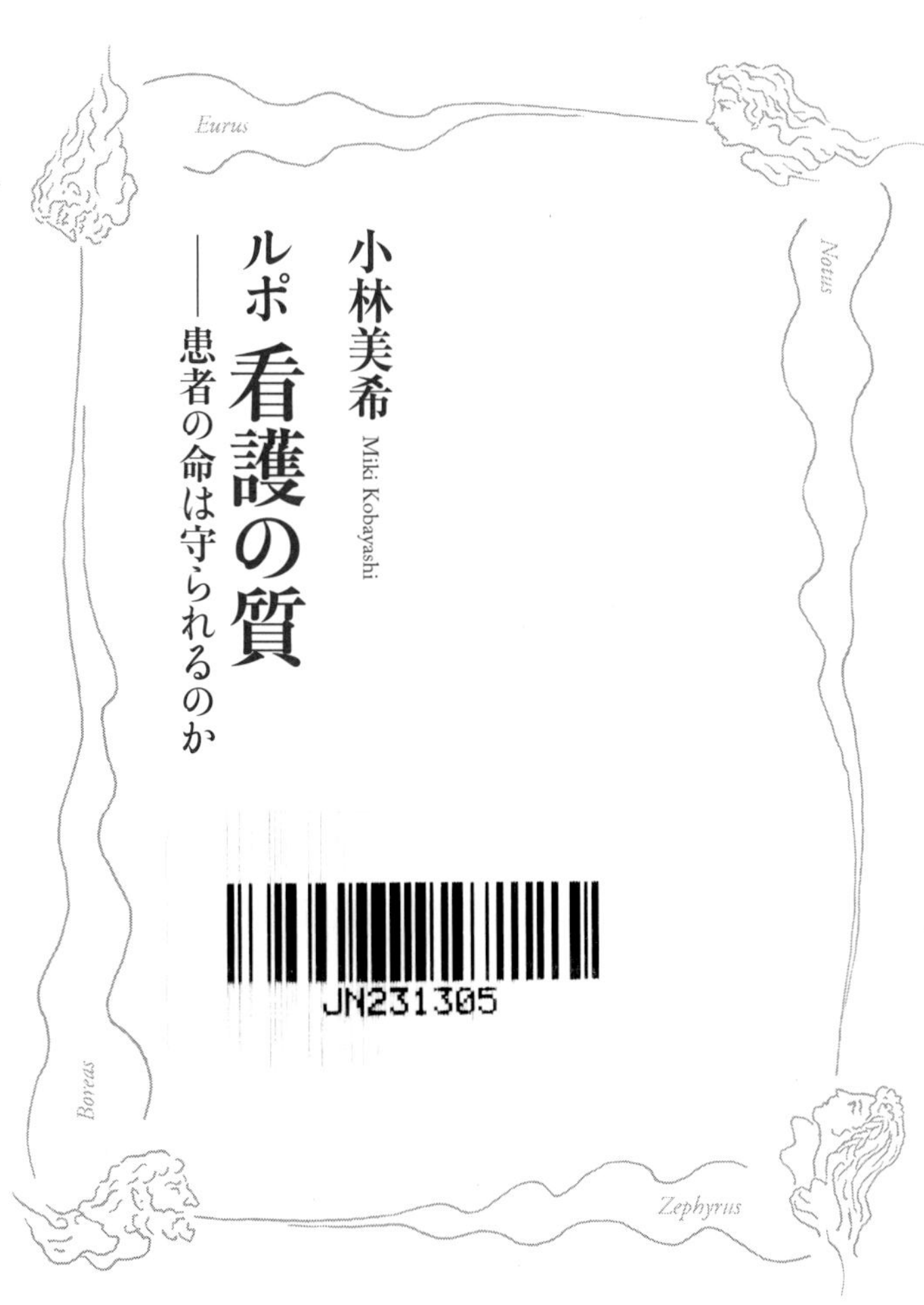

ルポ 看護の質

——患者の命は守られるのか

小林美希
Miki Kobayashi

岩波新書
1614

はじめに

「まるで姥捨て山のようだ」

病院や訪問看護などの現場にいる看護師たちが口々にする。

北関東のある病院の療養病棟――。八〇～九〇代の患者が他の病院を転々とさせられ、最後にたどり着くのがこの病院になっている。本来は、今すぐ命の危険があるような患者は入院しない病院のはずだが、転院してきて一日で亡くなった人もいる。末期がんの患者まで転院してくるという。

病院には、高度な医療機器もなければ人工呼吸器もない。前の病院で手術を受け、もし急変しても救命処置ができないことを承諾してもらったうえで入院を受け入れている。意識障害が起こって妄想や幻聴から暴れる患者もいれば認知症で徘徊してしまう患者もいる。看護師の配置が少なく手に負えないため、そうした患者は身体をベッドや車いすにくくりつけられ身体を拘束される。

病棟には、口から食事ができず、胃や鼻に管を入れて液体で栄養をとっている患者が五〇人中二〇人もいる。息も絶え絶えの患者をみていると、看護師や介護職が「これでは管につながれて、ただ生かされている感じだ」と暗い気持ちになる。突然、チューブが詰まって容態が急変したり、食事のあとに巡回したら亡くなっていることもしばしば。食事ができる患者でも、食べ物が喉に詰まって目の前で亡くなるケースもある。吸引しても戻ってこない。蘇生しても心停止したまま帰らぬ人となる。最後に食べさせたのが自分だと、殺したのは自分かと思えてしまう。容態の悪い患者の食事介助を人に任せて逃げるスタッフもいるほどだ。

最期は何の処置もしない。はぁ、はぁと息が苦しくなっても、検査はしない。腹水が溜まっていれば、機械的に肝硬変と病名がつけられる。看護師や介護職は、だんだんと、患者の亡くなる前兆が分かってくる。患者の意識がない状態になると「アポってる。もうダメだね」と、看取りの準備にとりかかる。

一〇〇歳を超えた女性が特別養護老人ホームから転院してきた。家族は延命処置をせず、病院で看取って欲しいと要望した。一週間くらい食事が喉を通らなくなると、看護師が医師に「そろそろではないか」と耳打ちする。医師は、すぐに死なせてはベッドが空いて稼働率が下がってしまうからと、命を持たせようとするが、コストを抑えるため、病院は必要最低限のことしかしない。一日一本五〇〇ミリリットル、生理食塩水の点滴だけして数日を持たせる。看護師が「まるで見殺しで耐えられない」と胸を痛める。その病棟では、看護師が患者に点滴の針を刺すが、ある高齢の患者の血管がもろくて三回刺してもうまく入らなかった時、医師が「今日はもういいよ、針もお金かかるから」と中断した。

病院は徹底したコスト管理を行い、病室はどんなに寒くても暖房の設定が二〇℃と決まっている。布団は二枚あるが寒い。利益を上げるためには常に満床にしなければならないといって、病院はどんな患者も受け入れる。満床になると、必ずといっていいほど二～三人が亡くなる。死後の処置は体力も精神力も使い、看護師はバーンアウトしていく。医師も、病院長には逆らえないジレンマを抱えて日々を送っている。

九〇歳を超えた患者の様子を見た看護師が「あと一週間かな、老衰かな」と思い、家族に電話をして「最近、食事の量が落ちている、熱が出て点滴をしている」と連絡するが、家族は見舞いにも来ない。「急変するかもしれない」と伝えても「私は関係ない。他の親戚に電話して」と知らん顔するケースは決して少なくない。アベノミクスのメッキは剝げ、自分たちの生活で精いっぱいの家族は患者を引き取れず、病院任せとなる。看護師らが「まるで姥捨て山状態だ」と途方に暮れている。

こうした殺伐とした病院の風景は、都市部でもさほど変わらない。患者を追い出す側の病院の看護師もジレンマを抱える。

都内二三区内の中小病院――。患者の平均年齢は八五歳で生活保護を受給している患者が二〇～二五％に上る。入院が長引くと、病院が儲からない診療報酬の仕組みがあるため、「とりあえず退院させましょう」と、身寄りも収入もない患者が治療を終えないまま約一〇日で追い出される。看護師が「この状態で放り出していいのか」と悩む。

食事ができない高齢の患者を早く退院させたい時、近隣の介護施設に入るためには胃ろうが必要だったとする。退院させることだけ医師が考えれば「胃ろうを作らないと、おばあちゃん死にますよ」と話すことになる。医療に詳しくない家族は慌てて、「胃ろうを作ってください」となってしまう。そのやりとりを聞いている看護師は「ムンテラ（病状説明）では、胃ろうを作ると生きながらえることはできるが、一〇～二〇年も介護を続けることになるかもしれないとまでは言っていない」と思うが、下を向いてうつむくしかない。中途半端な治療のまま介護施設に移っていっては、食べ物が誤って肺に入ってしまい肺炎（誤嚥性肺炎）を起こしてまた病院にやってくる。

「家族の困難事例」も、深刻だ。北海道に住む六〇代の夫婦の年金が合計で月三〇万円あっても、同居する息子がワーキングプア。患者の男性は糖尿病を患い通院が必要だったが、病院に通っている気配がない。「息子が年金を使ってしまい、病院に連れていかないのでは」と、気にかけているうちに、病状が悪化して片目を失明してしまった。両足の末梢の血流障害が出て歩くことも困難になってしまった。家族の経済状況も患者の治療に響く。同じようなことが全国各地で起こっている。

国が舵取りする在宅医療の現状はどうか。訪問看護を受ける患者の医療依存度が高まり、気管切開、胃ろう、人工肛門、二四時間点滴が必要な患者が増えて、五〜六つの医療処置の必要な患者が自宅に戻されるケースは、もはや珍しくない。看護師だけでなく介護職にも緊張が高まっている。そうした現状に、関西地方の訪問看護師が「死に方と死ぬ場所を選ぶ権利もない」と嘆いている。

東北地方の訪問看護師は、「訪問先がそれぞれ遠く、移動時間がかかるため、一日に訪問するのは五件がやっと。車で移動中、信号が赤の時に少しずつ記録をまとめる。冬に雪で渋滞した時もパソコンを打っている」と実情を語る。患者の自宅を訪問しても、血糖値のデータを見て、インスリンを打って、食事内容を聞いて体温や血圧などを測って、「はい、また明日!」。糖尿病患者は爪が悪くなりがちで、靴下を脱がしたら爪がはがれていたことに気づいた。毎日石鹸で洗浄して軟膏を塗れば良くなるのに、デイケアセンターに連絡をして申し送りをしても、ヘルパーは医療行為にあたると思って、本人に「薬を塗って」と指示するだけ。一週間後、ひどくなっていると、「ああ、私は何をやっているのだろう」と自己嫌悪に陥ってしまう。

二〇二五年には、七五歳以上の人口が一八%になると推計されており、五人に一人が後期高齢者となる。六五歳以上の人口でみると四〇%を占めるようになる。人口当たり、六五歳以上の高齢者一人を六四歳以下が一・八人で支えることになる。当然、医療や介護が必要な高齢者は爆発的に増えていく。この時、国の見積もりで必要な医師数は約三三万人、看護職員(保健師、助産師、看護師、准看護師)数は約二〇〇万人と言われている。二〇一四年の医師数は約三一万人、看護職員数は一二年で約一五〇万人。医師も足りず、看護師は圧倒的に不足する見通しだ。今でも年々医療費や社会保障費は膨らみ、財政的にも、医療従事者の体制的にも支えきれない時代がやってくる。

すでに起こっている姥捨て山のような現象は、これから訪れる超高齢化社会の悲惨な末路の序章に過ぎない。

本書では、第一章でまず、人手不足が深刻化するなか、過酷な労働環境に置かれて本来の看護の質を確保できずに機能不全を起こす病院の現場をルポルタージュする。良い看護、良いケアをするどころか、看護師は処置に追われて走り回っているため病棟で呼び止めることもできない状態だ。看護師に効率が求められ、丁寧にケアすると「業務に時間がかかる〝できない看護師〟」と評価されてしまうため、ナースコールをとらない看護師まで出てきている。看護の質の劣化に、看護師自身も目を覆いたくなる現実が広がっている。効率だけ求めた現場に「まるで人間の整備工場だ」とベテラン看護師が嘆く。それればかりか、医師不足が原因で、本来は医師が行うべき高度な医療行為も看護師に押し付けられている。患者の命が守られるのかも危うい状況だ。

そうした現状について取材に応じてくれようとした看護師や准看護師は数多くいたが、結果的に取材を断られる、連絡が途絶えるケースが多々あった。これは、改めて自分の置かれる立場を考えると「してはいけないことをしている」と感じて問題が明るみになれば、看護師免許を剝奪される恐れを抱いたからかもしれないと、筆者は感じた。

続く第二章では、その背景にある日本の医療の構造的な問題を追う。「二〇二五年問題」で財政負担を懸念した国は、まず、医療費のかかる急性期(命にかかわる重篤な状態)の入院患者を抑え込むため、在院日数の短縮化を図った。高度な医療を受ける期間を短くして、次の慢性期（病状は安定しているが治療が必要な時期）や回復期リハビリ病院への転院を促し、最終的には家族のもとで在宅医療・在宅看護を受けながら看取るという制度に乗り出したが、それが「追い出し医療」と化している。

二〇一四年度、一六年度の診療報酬の改定によって、一般病棟の入院基本料では最高点となる看護配置基準である「患者七人に対して看護師一人」（「七対一」）が見直され、要件が厳しくなった。「在宅復帰率」が八〇％以上という要件が設けられ、手厚い看護の物差しである「重症度、医療・看護必要度」のハードルが高くなった。一定の項目に該当する重症患者が二五％以上いることが求められ、両者を満たすことが難しくなる病院が増えた。その代わり、国は、「七対一」の厳格化によって零れ落ちる患者の受け皿として「地域包括ケア病棟」（「一三対一」）を一四年度に新設した。ただ、同じ重症度の患者が看護師配置基準の低い地域包括ケア病棟などに「追い出された」だけで、看護師の負担は高まるばかり。在宅医療に移って訪問看護を受ける患者の医療依存度が高くなり、訪問看護師が悲鳴をあげている。この状況では、人生の最期、看取りの場面も穏やかにはいかない。

ある有名病院の看護部長は「重症な患者さんが在宅医療に移っていくからこそ、家に帰る前のケアや指導がしっかりしていないと不安になるが、新人の看護師ばかりで十分なケアはできない。「七対一」の厳格化で、ケアが後退する。このままでは二〇二五年に向けて必要な看護師数になるはずがない」と危機感を抱いている。

看護師不足が深刻ななかで、多職種連携のチーム医療が注目されている。第三章では、看護師を含めコメディカルと呼ばれる医師以外の医療職に目を向け、真のチーム医療を実現するために取り組む例を紹介する。かつては看護師のやりがいだった「患者と触れ合い、信頼関係を築いて回復に向かう」というものが、看護補助者や理学療法士、作業療法士にとって代わった。それでは、いったい、看護師のやりがいはどこに見出せばいいのか。業務の負担は軽減されても、達成感につながらない課題が残る。

こうした状況の中、看護師が誰のための存在なのかを見失いかねない制度が始まった。二〇〇九年から議論され、一五年一〇月から「特定行為に係る看護師の研修制度」がスタートした。本来なら医師が行うべき高度な判断と技術を要する医療行為のなかから三八行為が絞り込まれて、研修を受けた看護師がその医療行為を行ってよいこととなった。ただし、医師の判断で具体的な指示があれば研修を受けていない看護師でも同じ医療行為ができるという、矛盾が残されたまま、見切り発車となった。この事実を国民のどれくらいの人が知っているのだろうか。

看護師のなかには、いくつかの資格がある。職能団体の日本看護協会（日看協、会員七〇万人）が作った任意の資格があり、専門看護師、認定看護師などの名のつく看護師が誕生している。専門看護師とは、看護師として五年以上の実務経験を持ち、看護系の大学院で修士課程を修了して必要な単位を取った後で、専門看護師認定審査に合格すると取得できる資格で、「がん看護」など一一の専門分野がある。認定看護師とは、看護師として五年以上の実践経験を持ち、日看協が定める六一五時間の認定看護師教育を受けて審査に合格することで取得できる資格で、「感染管理」「糖尿病看護」「皮膚・排泄ケア」など二一分野となる。審査に合格した後は、認定看護師として実績を積み、五年ごとに資格を更新する。二〇一六年一月時点で、専門看護師は一六七八人、認定看護師は一万五八一七人となっている。

専門看護師や認定看護師が現場で活躍しているが、なかには残念な例もある。ある地域では、医師が不足していて、糖尿病患者が亡くなる寸前まで認定看護師が看ていた。褥瘡の切除を看護師が行ったが、そこから菌が入って感染症を起こし、最終的に敗血症になって亡くなったという。同僚の看護師が「不透明感が残る死の迎え方だった。主治医が診ていて亡くなったわけでないため、納得できない家族の感情の矛先が看護師に向かった。医師なら全身状態を見て、敗血症を疑ったかもしれない。悔いが残った事例となった」と明かす。こうした状況があるなかで、より高度な医療行為を看護師が密室ともいえる在宅の現場で行うことに、不安はないのだろうか。国は、在宅医療を支えるために訪問看護師が特定行為をすることを期待しているが、それは国民が望んだものなのだろうか。国は研修を受けて特定行為を行う看護師約一〇万人を掲げているが、実現できるものだろうか。

そもそも、看護の世界には、国家免許の看護師の他、都道府県の知事免許である准看護師も数多く存在しており、現場で同じ業務をしながら待遇格差が大きいことが問題視されてきた。今や無資格の看護補助者も看護の業務の一端を担う。そのうえ、特定行為のできる看護師ができて、底上げをすべき問題が見過ごされたまま看護師はさらに階層化していく。

こうした特定行為の問題や、診療報酬が看護師の労働に与える影響などを第四章で取り上げ、問題を提起したい。特に、診療報酬では看護師が離職する最大の原因となる夜勤のルールが緩和され見過ごせない状況だ。

医療環境が激変するなかで、看護師にとっては「私はなぜ、看護師になったのだろうか」そんな原点すら忘れてしまうほど、現場はめまぐるしい。

労働組合などの調査では、「仕事を辞めたい」と思っている看護師が八割というケースもある。その背景には、超長時間・過密労働がある。どんなに優秀な看護師でも、忙しすぎればミスもする。命を預かる身としてのプレッシャーはすさまじい。そして、人手不足のなかで医療が高度化し、本来の看護の姿としての「療養上の世話」であるベッドサイドのケアが軽んじられ、「診療の補助」としての医療行為ばかりを求められる現実に、やりがいが奪われバーンアウトしていく問題が深刻化している。

診療報酬の改定では「病院から在宅へ」という流れが作られているが、在宅医療に欠かせない訪問看護の体制が手薄なまま。急性期病院は在院日数の短縮化やベッドの稼働率にばかり注力するあまり、チューブだらけの患者を回復期の病院に転院または在宅に帰している。急性期病院の看護師は「こんな状態の患者を送り出していいのだろうか」と悩み、受け皿となる後方病院の看護師は「回復に向けたリハビリをじっくりするどころではない」と激務にあえぐ。在宅では、医療依存度の高い患者が激増し、訪問看護師が深夜の対応などで疲弊する。

また、原則一人で行う訪問看護では訪問先で受ける暴力も切実だ。神戸市看護大学グループが二〇一五年一二月〜一六年一月に兵庫県内で行った調査(有効回答三五八人)では、訪問看護師の約五〇%が利用者やその家族・親族などから「暴力」を受けていたことが分かった。「威圧的な態度を取られる」(四九%)、「侮蔑される言葉を投げつけられる」(四五%)が多く、「叩かれる、殴られる、蹴られる」などの身体的暴力が二八%、「理不尽な要求を繰り返される」が二〇%と続いた。訪問看護ステーションに暴力に対する予防策が「ある」との回答は二二%で、実施している具体的な内容は「複数名での訪問」が九〇%と際立って高かったという。同グループでは、被害をなくすには一事業所の努力では限界があり、複数名の訪問を可能とする財政面の保障や公的な機関による相談窓口の設置を求めている。

そして在宅医療を受けるため、家族の介護離職が目立っている。それによって税収が落ち込む問題も指摘され始め、国家の存続の危機すら問題視され始めている。こうしたなかで今、看護の質とは何か現状を直視し、患者の命や尊厳が守られるのかを改めて問わなければならない時期が来ている。

目　次

本文中の肩書き、年齢は、取材当時のものである。
本文イラスト＝前田茂実

第一章　看護の質の劣化

看護師不足が深刻化するなかで過酷な労働に追い込まれれば、当然、「看護の質」は劣化する。本来、看護師とは患者の一番近くで寄り添い、その人にとって最良の看護を考え、回復に向けて心をひとつにしてケアしてくれる「安心」できる「癒し」の存在だったはず。今や、患者に触れて様子を見ることもなく、電子カルテや医療機器の数値だけに目を向け、ひたすら病棟を走り回っている。患者も家族も、看護師が忙しそうで、呼び止めることもできない。看護師にとっても「良い看護」「思うケア」ができないまま、医師が行うべき高度な医療行為を押し付けられ、やりがいが失われると同時に患者の命が危険にさらされている。

「よくあの時、患者さんが死ななかった」

「お願い！　人工呼吸器の必要な患者さん、来ないで！」

深夜の病棟で、准看護師だった坂上純子さん（仮名、四一歳）は必死に祈っていた。

看護師二人体制の夜勤の時に救急車が来て心肺停止状態の患者が運ばれると蘇生をすることになるが、その時に必要な呼吸器を組み立て、患者を呼吸器から離脱させる「ウイニング」を行うのが看護師や准看護師の役割だったからだ。

一般的に大きな病院であれば、呼吸器管理の専門家である臨床工学技士（ＭＥ）が呼吸器を組み立てて管理しているが、純子さんが勤めるこの中小病院では、夜間にＭＥがいなかったため、看護師が行っていた。呼吸器の設定をし、作動するかを確認し、使用した呼吸器を洗浄するのも看護師だった。呼吸器メーカーが勉強会を開いてくれるが、「これとこれをつなげてください」という簡単な説明が一回だけ。師長（看護師の職場長）や先輩から、何度も「残業して組み立ての練習をしろ」と命じられた。

病院勤務で三交代だと、日勤（おおむね朝八時～夕方五時）、準夜勤（おおむね夕方五時～深夜一時）、深夜勤（おおむね深夜一時～朝九時）が組まれる。日勤の間、医師は「呼吸器のモードをこうして」と言うが、さっぱり意味も分からないまま従って患者に呼吸器をつけて、ただボタンを押していた。それは素人同然だった。思い返すと「よくあの時、患者さんが死ななかった」と、寒気がする。

しかし、そうした日勤ならまだ先輩ナースも多いためバックアップ体制があるが、夜勤は三五人の患者をたった二人の看護師で看ている。命にかかわる重症患者が多く、休む間もなく病棟を走っている。もし自分が組み立てられなければ先輩が救急搬送された患者の処置に入ることになる。そうなれば夜勤が回らず、もう、泣くしかない。

もし器械のどこかひとつでも組み立てや操作を間違ったら、患者は呼吸ができなくなる。つまり、死に至る。だから、「絶対に呼吸器の必要な患者さんは来ないで!」と夜勤のたびに祈っていた。看護師は三年以上の勉強期間を経て、国家試験を受けてなる一方で、准看護師は二年間の勉強で、都道府県が行う試験を受けて都道府県知事から免許が与えられるため、基礎が違う。准看護師になりたての純子さんには、正直、呼吸器を扱うことが怖かった。

純子さんは、高校を卒業後、飲食店で働いていたが、二〇代後半で一念発起、地元の医師会が作った准看護師の養成学校に通い、三一歳で准看護師になった。当時、学校に入るのに倍率が一二倍。約八割が社会人を経験してからの転身組だった。病院の日勤で働いたあとで、夕方六時半から夜九時半まで通学して勉強した。

地域の民間病院に就職して五年間働いた。二〇〇床規模の地域の中核病院だった。白衣を着れば、患者にとって、准看護師も看護師も、新人も五年目もない。「看護婦さーん」と患者から呼ばれると「ああ、私はナースになったんだ」と身が引き締まった。お金を貯めて看護師になるための勉強をし、三三歳で看護師になったが、准看護師時代には医療行為ばかりの日々を送っていた。

働き始めた一〇年前、急性期病棟（生き死ににかかわる状態の患者が入院する）に配属された純子さんは、見よう見真似でマーゲンチューブ（胃管）を入れていた。経鼻経管栄養といって、鼻から細いマーゲンチューブを挿入して胃まで入れていく手技（手仕事のこと）がある。飲食できない患者は、そこから液体の栄養を注入される。就職してすぐに、先輩から「オペ出しの患者さんにマーゲン入れておかないと。なんで入れてないの！」と注意を受けて、慌てて言われた通りやるしかなかった。

病棟では、患者の体を拭くことはなく、顔を拭いてあげることもなかった。考える暇もなく、常にマーゲンチューブや人工呼吸器、点滴の管理ばかりに追われたが、病院には医療行為のマ

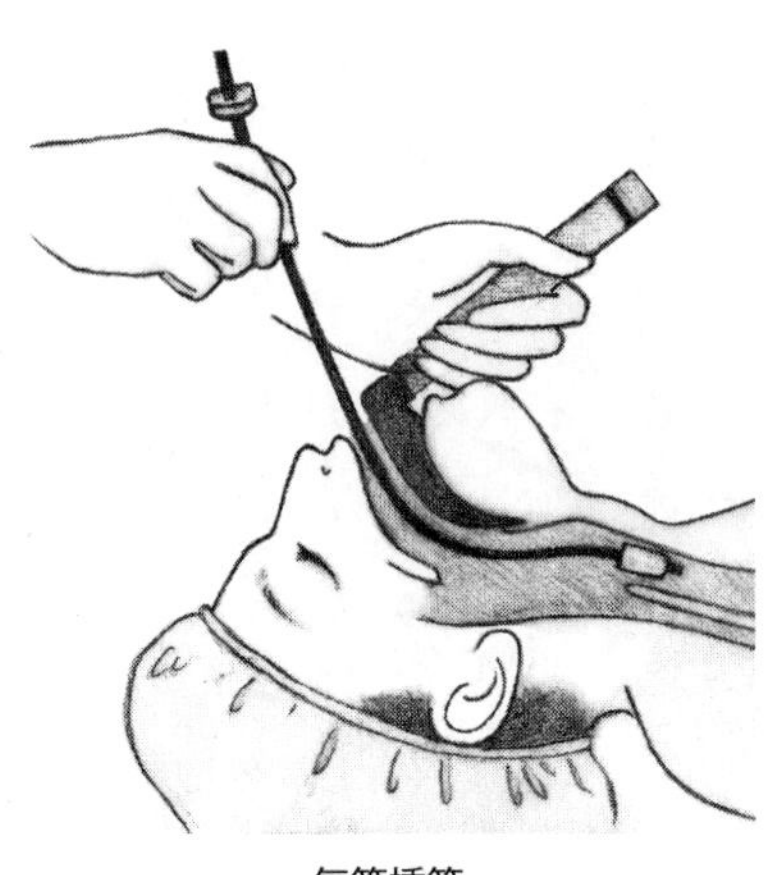
気管挿管

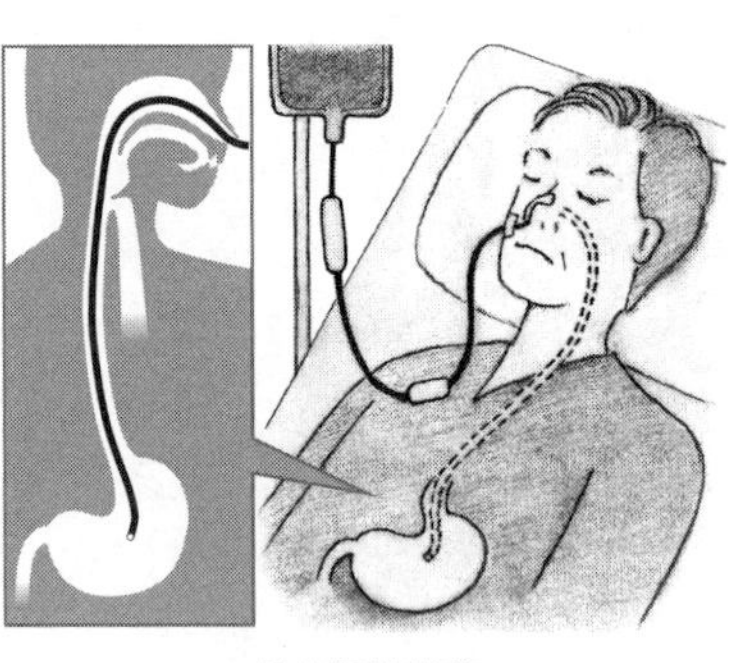
経鼻経管栄養

ニュアルもなかった。そうした医療行為は実習ではもちろん経験しない。実習先も、准看護師に高度なことは求めなかった。

たとえば、三年間の専門学校を出た看護師はＮＩＣＵ（新生児集中治療室）でも実習できたが、二年間の勉強でなることができる准看護師はＮＩＣＵに入らせてももらえなかった。実習で教えられたのは、患者の手足を洗うこと、ただの技術だけ。効果や効能は教えてはもらえなかった。その状態で学校を出ていきなり呼吸器を組み立て、勉強もしていないのに挿管の介助につけと指示された。医師が挿管する横でオロオロしながら介助するしかなかった。

病棟では、抗がん剤投与も知識のない看護職が行っていた。尿が出にくい患者の排尿を促すための尿道カテーテルの挿入も看護職が行った。それらは一般的には医師がする医療行為だ。特に、抗がん剤は暴露すると皮膚が壊死したり、妊娠中なら胎児に影響が出るほど危険な薬剤だ。そうした知識もなく、純子さんは先輩ナースについて「今日、この人、膀注(膀胱に抗がん剤を注入することの略)あるから覚えといて」と言われ、「カテーテルからこの薬を溶いて入れるんだ」という程度の軽い認識でしか薬剤を扱っていなかった。

そもそも看護師とは、「保健師助産師看護師法」(保助看法)に基づいて傷病者や褥婦(じょくふ)(産後の女性)に「療養上の世話」または「診療の補助」を行うと定められている。「療養上の世話」とは、主に患者の症状などの状態観察、食事や排泄の介助、清拭(体を拭くこと)、生活指導など、看護師が主体的に行う業務を指す。一方の「診療の補助」とは、本来は医師がすべき医行為(医療行為のこと)の一部で、採血や点滴、医療機器の操作などを指し、医師の指示に基づくことが前提となる。准看護師は、医師や看護師の指示の下で同じ業務を行う。

しかし「診療の補助」の範囲は明確でなく、「医療行為」との線引きにはグレーゾーンがあり、社会通念と照らし合わせて厚労省がその都度、見解を示してきた。二〇〇二年の静脈注射、〇九年の薬剤投与量の調節が代表的で、看護師が実施してよい業務とされている。詳しくは第四章で後述するが、二〇一五年一〇月から「特定行為に係る看護師の研修制度」がスタートし、高度な技術と判断力が必要とされる医療行為の三八行為が看護師にも事実上、解禁された。

その実施幅は、病院の規模や地域によって実情が異なるが、たとえば都心の大病院では医師が充足していて、点滴や採血、注射などを必ず医師が行っているというケースもあれば、地方で医師が足りない病院では、それらを看護師が行うのが当たり前というケースもある。グレーゾーンについては温度差があるが、病院によっては、看護師はもちろん、准看護師でも医療行為をせざるを得ない状況だ。

純子さんのように、始終、このような具合で診療の補助を行い、夜間、当直医しかいない時には、気管挿管するかしないかの判断も看護師がしていた。失敗すれば大量出血のリスクの高い動脈穿刺(動脈に針を刺すこと)以外は、看護職がするもの、と思えるくらいの病棟だった。そうした医療行為がうまいと〝できるナース〟と評価され、純子さん自身もそう思い込まされた。

診療の補助が一〇〇%で、食事や排泄の介助、清拭、生活指導などの療養上の世話はすべて看護助手が行う。寸分たりとも看護師が療養上の世話をする時間はなかった。この病院で働いた五年間は、医療処置をするのが看護師の仕事だと当然のように思っていた。

熟練した看護師が手技をすればするほど上手になる。当直医が不足していて外部のバイト医師はどんな人が来るか分からない。手技が不得意なドクターもいて、そうした時は上手な看護師が代わって行った。そうすることが看護師の間で当たり前という風潮さえあった。純子さんは、流されるようにわけが分からないまま医療処置を行った。一つ一つの医療行為について、医師がするのか看護師がするのか。そのすみわけも不透明だった。

ただ、冒頭のように夜勤の時に人工呼吸器を扱うことには不安を覚えていた。そして、輸血も怖かった。

医師は電話一本で輸血をしようとオーダーを出す(指示すること)。日勤帯であれば、臨床検査技師を交えて看護師ら三人で相互チェックできるが、夜勤になると検査技師は帰ってしまい、看護師も人手が足りない状態。輸血を実施するまで医師は来ない。

輸血の怖さを知ったのは、ある日の準夜勤の時だった。輸血を始める前にはクロスチェック(二重チェック)をする。しかし、同僚の看護師が病棟に行くと、本来ならしてあるはずの不規則抗体のチェックができていなかったため、患者がアナフィラキシーショックを起こし、慌てて輸血を止めたという。アナフィラキシーショックとは、アレルギー反応からくるショック状態で呼吸困難などに陥り、死に至る場合がある。

教科書通りにいえば、「救急搬送された＝消化管から出血がある＝ヘモグロビンの値が低下する＝輸血を行う」となるが、病棟では血液製剤を何度もチェックしていなかった。この検体(血液)がこの患者のものかというクロスチェックもしていなかった。もしも検体を取り違えていたら……。そんな怖さも分からないまま現場の切迫した忙しさに身をゆだねるしかなかった。「こんな危険なことを、なぜ私たちにさせるのか」と、自身の寿命も縮む思いをした。それでも、今でもその病院では看護職が医療行為を行っているという。

思うような看護ができない

純子さんには、准看護師時代の忘れられない悔しい想いがある。救急外来に配属されていた時のことだ。夕方六時頃、特別養護老人ホームから高熱が出たと高齢者が救急搬送された。医師は患者を入院させたくないあからさまな態度をとっていた。なぜなら日勤の就業時間が終わって入院の手続きを行う事務職員はもう帰ってしまっていたからだ。そこで入院患者を受け入れると、その医師の仕事が増えるだけだった。

ただ、純子さんから見て患者の様子がどうもおかしい。入院したほうが良いのではないかと思ったが、医師に主張することができなかった。家族はやむなく自宅に連れて帰ったが、その日のうちに、患者がまた救急車で運ばれた。救急隊員は、「ＣＰＡです」と言った。ＣＰＡとは、心肺機能停止、つまり死を意味する。

「なんで、あの時、ベッドは空いているのだから入院させろと、もっと強く言えなかったのか」

医療職としての知識が足りなかった自分を悔やんだ。医療者として、患者にできることをしたのだろうか。息が止まっているところを発見した家族のショックも大きかったはずだ。きちんと勉強して看護師になろう。そう決めた。

看護大学が近くにあったが、初年度の入学費と授業料だけで二〇〇万円。二〜四年生も年間一二〇万円ほどかかるため、通えない。その大学といえば、学生はお客様状態。学生の動機からして不況で食いっぱぐれないように、というものだと本気度が低く、実習をさぼって休む学生までいる。それでも、教員は注意もせず、看護師になる心構えすら教えていなかったと知ったため、大学には進学しなかった。専門学校に通った純子さんは途中であきらめたくなるくらい厳しく教育された。看護師になる時には、基礎教育のなかで時事問題についても学ぶ機会があり、患者の背景を見ることの大切さを学んだ。なぜ、その患者が病院に来て治療が必要なのか。進学して看護教育の指導者として名高い、英フローレンス・ナイチンゲールや米ヴァージニア・ヘンダーソンの看護理論を学び、体の持つ機能についてきちんと学ぶと、今までの考えは一変した。患者の家族の状況や仕事の状況などの背景についても知り、そのうえで回復過程へのアプローチ(実行に移すこと)をするのが看護なんだ、と。

看護師の免許を取って三七歳から大病院で働き始めた。看護師になってからは、研修を受ける機会なども増えて、どのように血液製剤が病院まで運ばれ、どんな検査が必要なのかも分かるようになったが、准看護師として働いていた頃は、なんの知識もないまま輸血を行っていた。今もし抗がん剤を患者に投与しろと言われたら、安全性を問い、断ったはずだ。現在働いている病院では、看護師が鼻に管を入れるようなことも一切ない。

「今なら、看護師として譲れないことが分かる。自分が行っていた医療行為は、無知だったからしていただけで、きちんと看護を勉強した今なら看護師がすべきでないから「できません」と言える。今、もし〝あの時〟と同じ境遇に遭ったら、なにがなんでも医師と議論する」と、純子さんは断言する。

ただ、ある程度、守られている病院で働いていても、良い看護ができているのだろうかという疑問を感じている。退院支援をしているソーシャルワーカー(社会福祉士)からは「病棟に相談できる看護師がいない」と嘆かれた。看護師が患者をきちんと看ていないから、入院から退院にかけての必要な情報が盛り込まれた看護サマリー(患者の治療や看護歴情報を要約した書類)が書けていないため、どういった退院支援が必要か分からないというのだ。

きちんと患者の容態を把握し、患者の背景も見て寄り添った看護ができていなければ、その患者が在宅に移行できるのか、施設に移ったほうが良いのか真の判断がつかない。純子さんは「いざ退院だという時に、私たち看護師が施設でないと無理ではないかという雰囲気を出してしまえば、本来は自宅に帰ることのできる患者さんが療養病棟などに移っていく。けれど、療養病棟の現実といえば、もっと手薄い看護体制で放置され、天井を見て過ごす人生を送らせているところがある。そんな人生を私たちが選ばせてしまうことになる」と感じている。

配属されている小児病棟では、遺伝性の病気を持つ子どもの母親に「看護の質が低くなったね」と言われた。検査に来た二歳の子どもが苦しくてもそれを言えないでいた。同僚の看護師は、その子どもを見て判断すべきなのに、母親と話をして出ていってしまった。

看護師は何を見ているのか。改めて病棟を見渡してみた。「はい、こんにちは。血圧を測ります。今日はどうですか？　○○ですか？」と、患者である子どもを見ないで母親に矢継ぎ早に聞いていくだけ。これでは、母親が「え？」と疑問に思うのも当然だ。子どもの状態を見ずに、マニュアル通りに質問して終わりなのだから。

一方、病棟では高度な医療行為を失敗する看護師に対して看護師長が「皆が医師から〝できないナース〟と言われるのは嫌でしょ」と指導している。純子さんは「ちょっと待ってください。高度な医療行為ができるかできないかはナースの評価ではないはず。一般のナースに高度な医療行為をさせないと言っていながら、結局、やれとなるのではないか」と、勇気を出して押し問答した。

「いつ「インスリンやって」「動脈穿刺やって」とも言われかねない雰囲気だ。これでは、消化器外科医がいないから歯科医師にオペしてと言っているようなものではないか」

そして病棟では、ミスしない看護体制ばかりが重要視され、この患者の点滴は一時間に何ccと、型にはめて、まるで生産工場のような殺伐とした風景があるではないか。

「大量生産された看護師が個別性ある看護をできない」と虚しさを覚えた。

このように看護師が思うような看護ができず追い込まれている要因のひとつに、患者の高齢化がある。高齢となれば、複数の病気を持つ合併症があり、その分、治療やケアが多くなる。寝たきり、認知症の患者も多く、いくら人手があっても足りていない。そして、医療が高度化するのと比例して、器械の操作や確認作業が増えていく。働いている看護師数そのものは増え

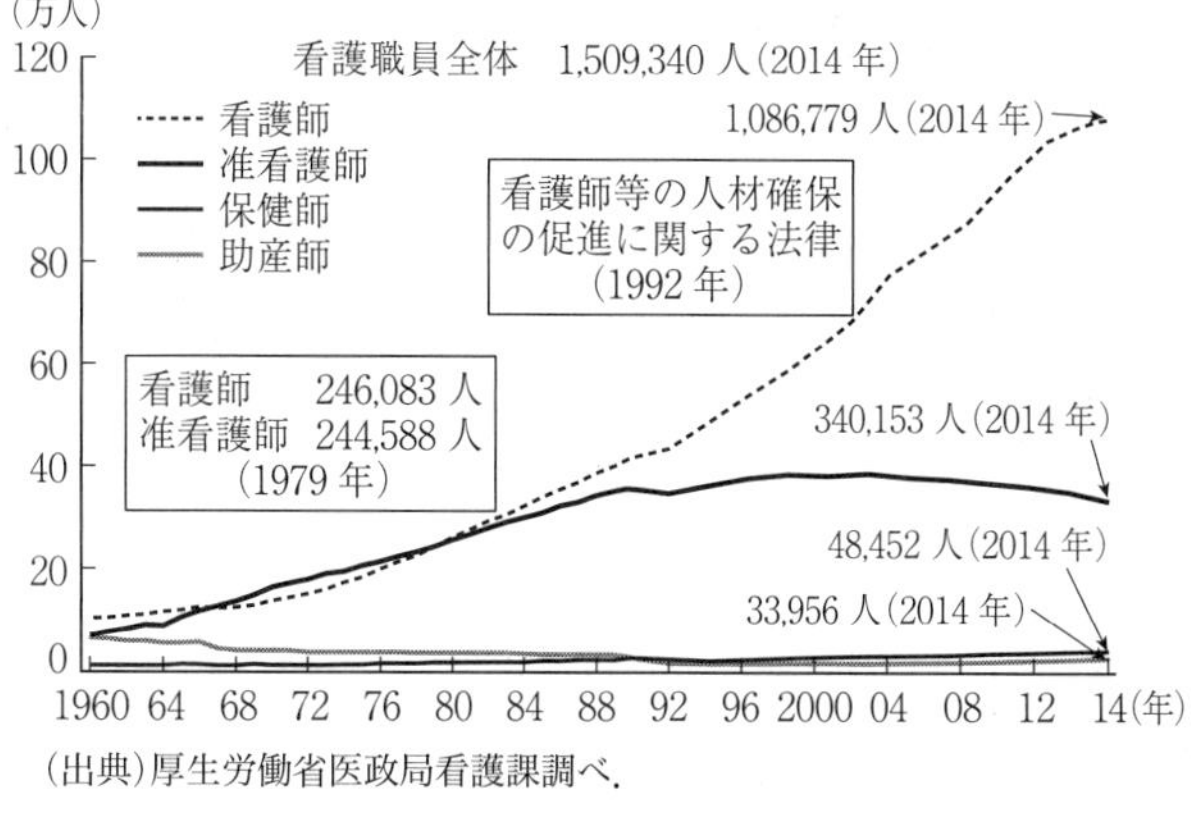

(出典)厚生労働省医政局看護課調べ.

図1-1　看護職員就業者数の推移

ており、二〇〇四年の七六万二二二一人から一四年は一〇八万六七七九人となって約三三万人も増加している(図1-1)。それでも、医療ニーズの高い患者の増加に追いつかない状況だ。

少子高齢化が格段と進み、二〇二五年には団塊世代(約六〇〇万人)が一斉に後期高齢者となる。七五歳以上の人口が合計二一七九万人となって、人口全体の約二割を占めるようになる「二〇二五年問題」が迫っている。一九九〇年は二〇～六四歳の五・一人が六五歳以上の一人を支えていたが、二〇一〇年では同二・六人で一人になり、二〇二五年には一・八人に一人、二〇六〇年には一・二人に一人となっていく(図1-2)。少ない現役世代で高齢の患者を在宅で支えることは困難だ。高齢患者の行き場がなく、病院や介護施設などをたらい回しされて「姥捨て山」状態と化している。

看護師が病棟にいない

明るい陽射しが入る病室のなかで、八〇〜九〇代の高齢者がぽかーんと口を開けたまま、身動きひとつせず天井の一点をぼんやり眺めている。まるで時間の流れが止まったかのような病棟を筆者は訪れた。

都内の多摩地区のある中小病院(約二五〇床)には、ただ黙って死を待っているかのようで、まるで生気がない高齢の患者ばかりが入院している。あちこちの病院や介護施設で断られ、やっとたどり着いた安住の地。この病院が地域で引き受けてくれる最後の砦になっているという。家族は重圧から解き放たれて、入院したとたん見舞いにも来なくなり、月に一回でも顔を見せればいいほうだという。まるで、平成の姥捨て山のような状況に、筆者はしばらく言葉を失った。

この病院で働く准看護師の高橋道子さん(仮名、五〇代前半)は「ここには医療の制度と家族に見捨てられた患者さんが来る」と暗い面持ちになる。

八〇代の女性は特別養護老人ホームから送られてきた。乳がんだったが手術するには手遅れ

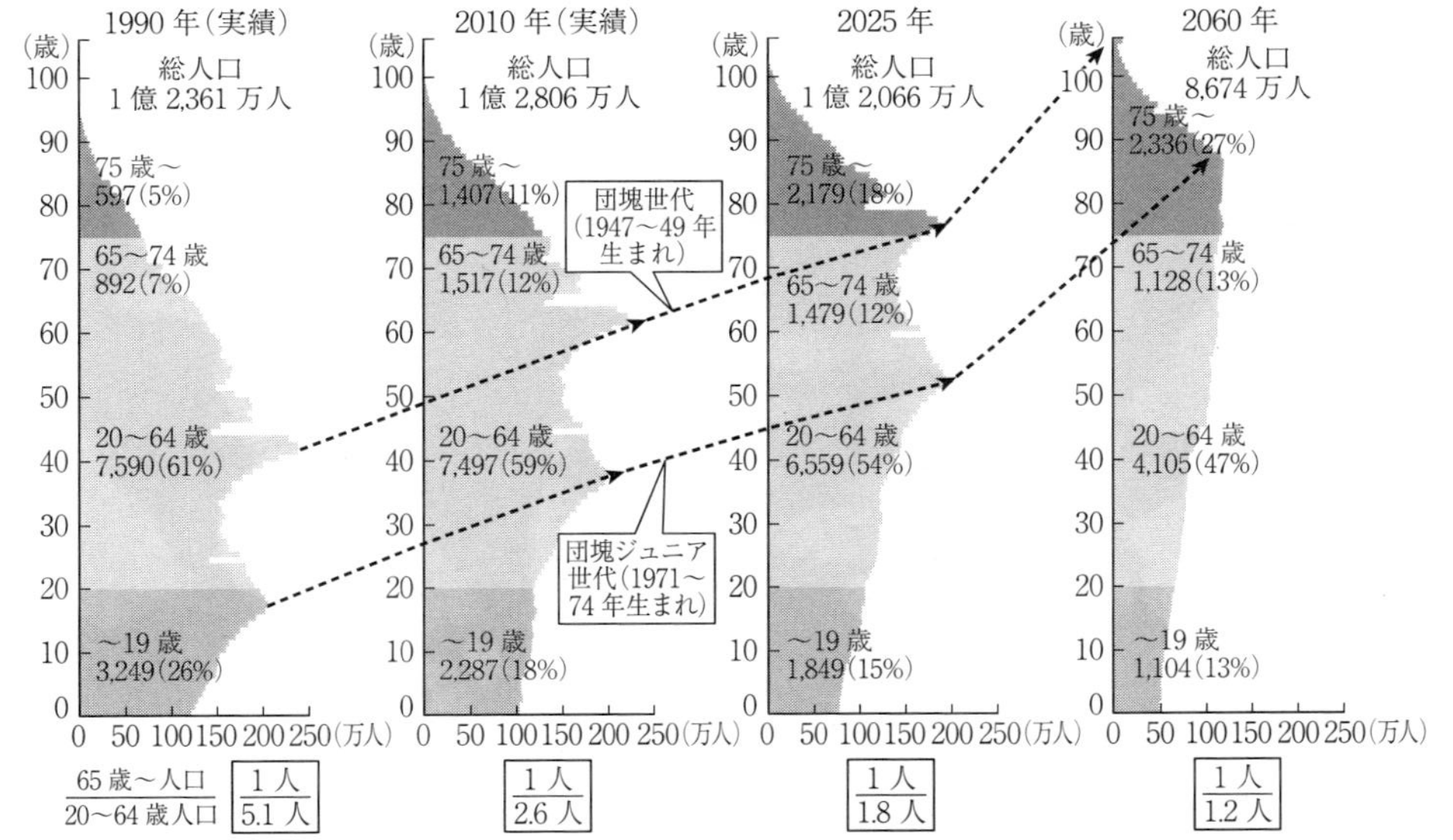

(出所)総務省「国勢調査」及び「人口推計」，国立社会保障・人口問題研究所「日本の将来推計人口(2012年1月推計)，出生中位・死亡中位推計」(各年10月1日現在人口).

図1-2　人口ピラミッドの変化(1990-2060年)

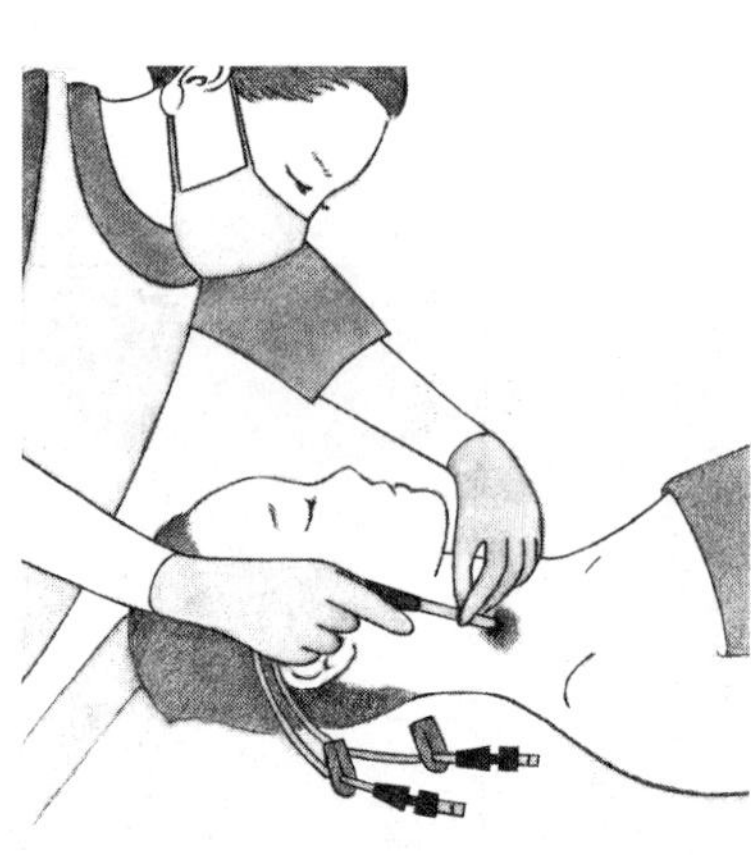

中心静脈栄養を入れるための処置

の状態。食事がとれず胃に穴を開けてチューブでつなぎ、そこから栄養をとる「胃ろう」もしている。サチュレーションモニター（心拍や血圧、血中酸素飽和度を測る機器）は正常値を示しているが、患者はいつも歯を食いしばっていて、見るからに苦しそうだった。全身がむくんで、心臓の負担も大きいようだ。あちこち転移しているかもしれないと思ったが、家族は検査を拒否しているという。

入院患者の平均年齢は八〇歳を超えている。患者は皆、点滴や何かしらの管につながれている。ＣＶライン（中心静脈路確保）の処置をしている患者が多い。ＣＶ（中心静脈）とは、心臓に近い静脈で他の血管に比べて血液の流れが速く、薬剤や輸血を行うと血液に希釈されやすくなる。カロリーの高い輸液などを長時間点滴するために、中心静脈にカテーテルを挿入する方法がとられる。その状態を「ＣＶライン」と呼んでいる。そうした高齢者は血管の壁が薄くなり、少し体位変換しただけで針がずれてしまい、点滴がきちんと落ちていかなくなってしまう。このような患者の多くは、近隣の大学病院やＥＲ（救命救急室）から「治療が終わった」と次々に救命だけされて送られてくる。

病院や病棟の機能として、高度急性期、急性期、慢性期、亜急性期、回復期という呼び名もある。高度急性期には救命救急など、状態の早期安定に向けて診療密度の高い医療を必要とする。急性期とは、急な病気や怪我、持病の急な悪化で緊急に治療が必要な状態で、入院や手術、検査などの高度で専門的な医療のことを指す。慢性期は、病状が安定してきてはいるが、治癒が困難な状態が続いている時期のこと。亜急性期と回復期はほぼ同義で使われ、急性期を過ぎて病状が安定してリハビリや退院支援を行う段階にある状況をさしている。これが、本来の病院の機能のあり方である。

道子さんの病院は慢性期病院のため、高度急性期病院などで助かった患者が重篤な状況を脱してから送られてくる。たしかに、脳梗塞や心筋梗塞などを起こし、手術を受けて救命はされている。ただ一方で、八〇代、九〇代の高齢者が緊急手術を受ければ予後が悪くなり後遺症が残って寝たきり状態が避けられなくなるケースが少なくない。

全身チューブだらけで意識もなくなり、ただ、心臓だけが動いている状態の患者が送られてくると道子さんは「なぜ、助けたのか」と疑問が生じてくる。「急性期は慢性期に送りっぱなしで、その先で患者さんがどうなっているのか知っているのか。人として大切にされない余命を過ごしていることに気づいているのか」と思うと、怒りが抑えられなくなるのだった。

大病院から「オペの対象ではない」といって搬送された患者が一時間で死亡したこともある。道子さんには「DPCに入らない患者さんは利益にならないから放り出された」としか思えない。DPCとは、診断群分類包括評価制度のことで、二〇〇三年から医療費削減を目的に急性期入院医療を対象に導入された。傷病名によって手術、処置、化学療法などの診療行為などについての診療報酬が包括的に支払われるため、病院は利益を確保するためにDPCの対象外の患者や、複数の病気がある患者のメインでない疾患については治療せずに退院させているのが現状だ。そのため、本来ならまだ治療の必要な患者が転院して治療を続けることになっている。

道子さんの病院自体、いちど経営が破綻しそうになった経験があるため、ベッドが空いてさえいれば、どんな患者も受けてしまう。唯一受けないのは、精神疾患が重症な患者だけだ。それは精神科医がいないからだ。それ以外はほとんど受ける。

やっと入院できた病院でも家族にとって、実は、「〝命を助けるか、殺してしまうか〟の二者択一を迫られている」と道子さんは感じている。ERで救命され、転院して状態が改善すると家族は期待するが、入院して三日もすると認知症になり、寝たきり状態になっていく。つい数日前まで元気だった姿から想像できない姿になり、患者の家族はそれを受け入れられない。

一二月一〇日に転院してきた患者は末期がんで、余命がわずか二週間という時期だった。「本人も余命を宣告されていて、なにも死ぬ間際に知らない病院に転院させなくても良いのではないか」と、道子さんは眉をひそめた。ターミナル（終末期）の患者は、血圧や意識レベルが低下して気が抜けない。本来は病状が安定した患者が入院する病院だったが、今では命にかかわるような状態の患者が増えている。そのため、慢性的な人手不足の中で、看護師は息つく暇もなく、髪を振り乱すようにして患者の対応に追われ、病棟はまるで戦場と化すのだった。

「他の病棟の看護師を探せ！」

深夜、ナースコールやアラーム音が鳴り響く病棟で急変が重なり、道子さんは思わず叫んだ。夜勤のペアの介護職が「点滴がなくなった」と教えに来てくれたが、道子さんは今にも痰で喉を詰まらせそうな患者の痰の吸引に追われていた。息つく間もなく、今度は違う患者が急変した。夜勤は看護師が足りず、准看護師と介護職で二人ペアを組んでいることが多い。介護職は医療行為ができないため、実質、看護職の一人夜勤で患者四〇人を看ていることになり、処置で目まぐるしく、点滴どころではなかったのだ。

夜間に当直する医師は、常時一人。約二五〇床ある病院のなかで急変が相次ぐと事態は緊迫する。当然、准看護師とはいえ本来なら医師が行うべき医療行為もせざるを得ない。ペアの介護職には「今、こっちも急変で手が離せない。違う病棟の看護師を呼んできて！」と言わざるを得ない。

急変が重なれば、誰を優先させるかが検討される。状態の悪い患者がピックアップされて、医師が巡回する。その間、医師にとって代わって准看護師でも医療行為をしなければならない。この病院では、「ストマックチューブの交換」(腹部の手術の際に挿入される胃内減圧用チューブの交換)、「末梢ルートをとる」(静脈に針をさして点滴ルートをつなげる)、「バルーンカテーテルを入れる」(排尿するための管を尿道に入れるなど)、「カテーテルを抜く」といった医療行為を看護師や准看護師が行うのは、何年も前から日常茶飯事。道子さんは「何とかやらずに済んでいるのは皮膚のデブリードマン(切除)や血液製剤の輸血くらい」と話し、「いつも、ひやひやしながら、せざるを得ない」と身震いする思いでいる。

看護師と違って准看護師は国家資格ではなく、都道府県知事が免許を与える資格となる。准看護師は医師か看護師の指示の下で看護業務をしなければならないが、道子さんの病棟でもまた、そんなことは言っていられない状態だ。

足りないのは人手だけではない。もともと慢性期病院のため、患者の容態が急変したときに必要な人工呼吸器が常備されていない。ところが、急変すれば人工呼吸器が必要な患者が五人に一人はいるという。CT（コンピューター断層撮影）機器はあるが、MRI（磁気共鳴画像）機器はない。当直する検査技師も薬剤師もいないため、容態の急変に対応できない。それを承知のうえで、患者の家族は入院を懇願する。

八台あるサチュレーションモニターは常時、ほぼフル稼働。モニターが足りないため、どの人のモニターを外すかを常に考えている。

状態の悪い患者がピックアップされ医師が巡回するが、他は看護師が看なければならず、未熟な新人の看護師でも勤務し始めて一か月で夜勤に入る。当然、インシデント（ニアミス）も増える。あまりの忙しさに同僚も「あれ？　この患者さん、ちょっと変だな」というサインを見逃しがちだ。モルヒネによる痛みのコントロールが難しい終末期のがん患者は、血圧の変動が激しく意識レベルも低下しがちで、状態観察の気が抜けない。「そうした患者さんが複数いて病棟を行ったり来たりしているうちに、急変して次の巡回のときに亡くなっていることもある」と青ざめることもしばしばだ。

業務の多忙さ以外にも、看護師は病院内でハラスメントに遭うことが多い。不穏（精神などが不安定な状態）の患者から酷い暴力を振るわれる。杖で殴りかかられる、髪を引っ張られる、噛みつかれる。ひっかき、唾を吐きつけられるといったことは、日常茶飯事だ。それでも道子さんは、笑顔を絶やさず〝白衣の天使〟であろうと努める。

せん妄の状態も半端なものではない。大腿骨頸部骨折をして安静にしていないといけない患者が夜中に急に目付きが変わって、「帰る！　会社に行く！」と立ち上がってしまう。これを止めるのは一苦労だ。

「何年か前までは穏やかな病院だったが、まるで急性期の病院のようだ」と道子さんは嘆く。

そして、こうした慌ただしさは、夜勤だけはない。筆者が日中に病棟を訪れると、どこを見渡しても看護師の姿が見えないのだ。

患者一〇人に対して看護師一人の配置基準で病棟が運営されているが、手のかかる患者が多く、とても看護師が足りない。

療養病棟で歩ける患者は一～二人。車いすに乗って移動できる患者が数人いればいいほうだという。ほとんどが寝たきり状態で、ナースコールさえ押せない。看護師が検温している間、他のナースコールが鳴っても対応できない。患者は自分で体温計を脇に挟んでじっとしていられないからだ。力が入らない。認知症の患者は体温計を抜いて投げてしまう。ピピッと鳴るまで看護師がサポートしていなければ体温ひとつ測れない。自分で体温を測ることができる患者も一～二人しかいない。

夕方、女性の高齢者が、「ちえこー、ちえこー。話す相手がいなーい。寂しいから家に帰るー」と泣いている。スタッフの誰かが話しかけて部屋を離れようとすると「えー、またいなくなっちゃうの」と子どものように甘える。夜中は不穏になり、大声を発してしまう。朝四時頃に眠る。夜勤は不穏が多く見切れないため、車いすに乗せて「特別ルームにご案内します」と、ナースステーションの近くに不穏の患者を集める。いわゆる〝不穏部屋〟を作らないと対応できない。スタッフは仮眠などあってないようなものだ。

昼夜を問わないあまりの忙しさに、患者に入っている管が汚れていても「ああ、汚れているな」と思いながら次の部屋に向かっている自分に気づく。命の危険がある状態を脱したばかりの患者は、自分でひげをそることができない。鼻のチューブを固定するため貼っているテープがはがれかかっているのに気づいても、次の部屋で検温しなきゃと素通りする自分にむなしくなる。手が匂うな、頭が匂うな。汗をかいているな。頭は油でベトベトだ。いろいろ気づくが、週一回のシャワーも手が回らずやりきれない。

そうした看護しか知らないで育ってしまった若手の看護師に驚いた。オムツ交換や体位変換が必要な患者を見ても素通りする。ケアワーカー（介護職）に「やっておいてください」と指示するだけで、自分が一緒に行うことは決してしない。かといって、日ごろ患者と密に過ごすケアワーカーが患者の異変について報告しても、「なんでケアワーカーに言われなければならないのよ」と耳を貸さない。「だから、看護師が患者さんの容態を見落としている」ことに道子さんは気づいた。

道子さんが病院で働き始めた頃は、患者の手をさすり、おでこを触って「熱はないかな」「おしっこは出た?」と聞いていた。今では、「さあ検温だ!」体温計がピピピッと鳴れば、次は血圧。そうではなく、ちゃんと患者と触れ合った仕事をしたい。

廃用症候群(過度に安静にすることによって、かえって身体機能が落ちること)の患者がいつもぼーっとしているのに笑ったり、表情を変え、突然「ありがとう」と言ってくれると「ああ、話すことができるんだ!」と嬉しさがこみ上げる。

最初は話もせず、食事も米粒三つくらいしか食べなかったが、だんだん車いすで動いてトイレで排泄できるようになり、食事も自分でペロッと完食。「元気になって良かった!」という当たり前の感情を味わう。

だからこそ、日ごろ、医療行為を求められることに疑問を感じている。心電図が読めて医師と対等に話ができることが看護師の役割なのだろうか? すべてを薬剤による対処療法に頼るのが看護師の役割なのだろうか？　背中がかゆい時に薬を塗るのではなく、熱いタオルで拭いて薬を使わずに治癒に向けるのが看護なのではないか。患者の本当の痛みや辛さはベッドサイドにいなければ分からないのに、その看護師がベッドサイドにいない——。

病院で送った母の最期

ベッドサイドに来てもまるで患者を看るわけでも触れるわけでもなく、患者の尊厳を守るはずの看護師によって患者の尊厳が損なわれているケースがある。それを家族が入院した時に実感する看護師は少なくない。

神奈川県に住む看護師の植木眞理子さん（六〇代半ば）は、末期の肺がんで痛みがひどくなった八九歳の母を看るため、母が入院する中越地方の民間病院で付き添い入院した。

母を担当したのは三年目の看護師だった。動きを見ていると、点滴のチェック、熱や脈のバイタルチェック、胸や腸の音を聞く時も黙々とやり、患者にも家族にもまったく声をかけない。機械的に業務をこなしてあとはパソコンを見て記録して、何も言わないまま病室を出ていく。

毎回の無言の業務遂行に、眞理子さんの母はその看護師が来ると目をつぶるようになった。

入院してしばらくは、母は自分でパジャマの着替えもできたが、最後の一〇日間はまったく動けなくなっていた。母の舌を見ると、口腔ケアがきちんと行われていない。看護師は手前だけカーゼでふき取っていたが、奥のほうには汚れが残っていた。何かして欲しいとき、自分がいなかったらどうしていたのだろうと不信感が募った。

売店で吸引器やブラシの入った口腔ケアセットを購入して、自分がいない時の口腔ケアの方法を妹に教えた。口腔ケアセットを見た看護師は「えー、こんなの売ってるんですか」と目をまるくした。「ああ、急性期病棟は末期がん患者を受ける病棟でないのだ」ということを実感した。つまり、この病院の看護師はテキパキと治療だけして次に患者を送り出すため、入院が長くなる患者を知らず、口腔ケアが分からないのだ。眞理子さんの母は他の病院に移る予定だったが、意識レベルなどが低下し、そのまま急性期病棟で入院生活を送った。

亡くなる少し前。一〜二時間ごとに看護師がラウンドに来るけれど、心電図モニターで、生きているかどうかを見るだけ。眞理子さんが横で寝ている時は、母は指をこんこん、として水が飲みたい、トイレに行きたいと排泄の意思を伝えられているが、ひとりの時はどうしているのか。病院は二交代制の一六時間夜勤で看護師二人体制だった。これでは手が足りないのだろうと考えたが、それにしても、自分がいない間の母を想像すると胸が痛んだ。

いよいよ最期が近づいた頃、がんの痛みを抑えるための麻薬の副作用で眞理子さんの母は便秘になった。排便がない四日目に眞理子さんが「何とかしてほしい」と看護師に訴えても、何の対処もしない。翌日、医師が回診に来て「ええ！　便秘が五日目？」と、放置されていたことを知らず、すぐに看護師に浣腸するよう指示を出してくれた。

しかし、看護師は浣腸の方法がよく分からないのか、器具のキャップをとらないまま肛門に挿入しようとするため、まず、器具が入らない。結局、うまく浣腸できずに、その日も排便できなかった。眞理子さんは、「私だったら、まず、お腹をマッサージして腸の動きを良くしてから浣腸するのに」と内心、思いながら見ていた。その翌日、また浣腸してやっと排便できたが、やり方が下手でシーツが汚れてしまった。看護師は、「あとから助手がやりますから」と言って、そのまま立ち去ってしまった。

終末期、いよいよ動けなくなってきた時、ベッドに四点柵（ベッドの四方を柵で囲むこと）を付けられた。その時に初めて眞理子さんは「自分は看護師だ」と明かした。看護師である娘が付き添っているのだから柵を外してと頼んだが、担当看護師は「事故が起こると困る」の一点張り。押し問答を続け、最後は「インシデントレポートが嫌なんですね」と言い返した。

インシデントレポートとは、転倒して怪我をするなど事故やヒヤリハットが起こると、なぜそうなったのか原因や対処法などをまとめ、レポートにして職場長などに提出する仕組みのことで、多くの医療現場で取り入れられている。職場によっては担当看護師の責任が厳しく問われ、さらし者のように叱責されるため、看護師にとっては恐怖となる。インシデントレポートを書かないで済むよう、とにかく少しでも事故につながるかもしれないと思えば、患者をベッドに拘束するしかなくなってしまう。

しかし、この四点柵だけは眞理子さんは許せなかった。精神科病院に勤めていた眞理子さんにとって、「檻(おり)のように四点柵を付けるのは、体を紐でベッドにくくりつけて拘束するのと同じ扱いだ」と、抵抗感を覚えた。それは、患者の人権を無視した医療者側の論理・利便だけで行う行為だと捉えてきた。介護保険制度が施行された二〇〇〇年から、介護施設などでは高齢者をベッドや車いすに縛りつけたり、自分で降りられないようベッドを柵で囲むなどの身体拘束は、やむを得ない場合を除き、原則禁止されている。精神科病院では自分の意思とは無関係に暴れてしまう患者も少なくないが、それでも、眞理子さんは患者の人権を守るような看護を志してきたため、終末期の母が柵に囲まれて息を引き取ることなど、想像もしたくなかった。

そして、排泄ケアも本来は看護のなかで重要な位置にある、人間の尊厳を守るべきケアのひとつだが、この病院ではその意味すら分かっていないのではないかと疑った。母には自分でトイレに行きたいという意思があった。動けなくても、介助があればなんとかポータブルトイレで排泄できた。母はきちんと尿意を感じることができ、眞理子さんは母のしぐさで尿意を察してトイレに誘導した。ところが、眞理子さんが付き添いできない時はオムツにされ、しかも三〜四回排尿してからやっとオムツ交換されていた。

実際、何回排尿したら母が気持ち悪くなると感じるか試してみた。一回目は、まだオムツが尿を吸収してくれるため気持ち悪くはないという。三回目には「気持ち悪い」と母は言った。

「人さえいれば排泄ができる患者さんにオムツをしてしまう。その人らしさを尊重できない看護に慣れてしまっている」と失望した。これでは、大切な家族を安心して入院などさせられない。ましてや、人生の最期を過ごす場だというのに。

人間の整備工場と化す病院

「看護師はケアが何もできないと思われていた」

中国地方の高度急性期病院で働く濱喜代子さん（五〇代）は言葉を失った。

喜代子さんの母が介護病棟に入院したため見舞いに行った。母は腰痛がひどく、立ち上がることができず車いすでトイレに向かう。母についていた介護職に喜代子さんが「私がやりますか？」と尋ねると、喜代子さんが看護師だと知りつつも「できますか？」と聞き返された。介護職から見た看護師は身体ケアをしない、ケアができないと思っているということだった。

しかし、それもそのはず。同病院では看護師と看護補助者がペアになるが、これは、看護師がしてきたケアをそっくりそのまま補助者に移譲するためだろうかとさえ思えてしまうくらい、看護師がケアする場面が少ない。毎日、熱と血圧を測って医師に報告するだけで単なる情報収集で終わり、およそ看護とは言えない。患者との人間的な関係はなく、治療と医療でしかつながらない。

病棟では「時間」でオムツを替えるため、交換する時間でなければオムツに尿が出ていても無視する看護師が増えている。オムツに便が残っていてお尻がただれて赤くなっていても、陰部の洗浄もしない。ただ効率だけ求めて業務をこなせばいい看護となっている。処置室では、患者を知ろうとする看護師がいなかった。

「まるで車の修理と同じ。ここだけ直す、部品交換だ」としか思えない。

喜代子さんは若い頃にオペ室で勤務していた。麻酔科医が「見て触って感じる麻酔」と言っていた。その麻酔科医は、聴診器を使わずに患者の胸を触っただけで痰が溜まっているかどうかが分かった。こういう感性が看護から失われていると、喜代子さんは悔しい想いを抱く。

ある患者が事故で運ばれてきた。建築業で働き健康そのものだった。わけの分からないまま急性期病棟で治療を受けたが、不自由な体となって回復期リハビリ病棟へ移された。自分に何が起こったか分からず看護師に攻撃的になっていた。けれど、そこで看護師は患者のやり場のない怒りや失望感に寄り添わなければいけない。回復するには辛抱が必要だ。看護師の人間性も問われ、患者はそこをよく見ている。それを実践できる看護師がいない。

急性期でとにかく治すことだけに集中すると「人間の整備工場と化し、看護が失われる」と喜代子さんは感じている。人間にかかわる仕事を選んだのに、かかわることができない。こうした状況は、特定の職場に限らない。

垢だらけの患者

都内の大学病院のリハビリテーションセンターでは、看護師の山谷紀子さん(仮名、五〇代)が「患者さんが垢だらけで病棟から送られてくる。病棟はいったい何をしているのか」と嘆く。

病棟や外来から、毎日一〇〇人もの患者がリハビリを受けにくる。急性期病棟で脳梗塞や脳腫瘍の治療を受けた患者や、交通事故に遭って手術を受けた患者、顔面麻痺症の患者、腫瘍からくる言語障がいや嚥下障害のある患者など、症状はさまざま。年齢も〇歳から一〇〇歳近くと幅が広い。

リハビリ専門医が患者を診察して全身の状態が落ち着いて「リハ適応」と判断すると必要なプログラムが組まれ、訓練が始まる。リハビリの看護師は診察の介助が主な役割となる。患者は点滴をつけたまま、あるいは膀胱にカテーテルがつながっている状態であったり、体内に溜まった水分や血液などを体外に排出するための排液管を指すドレーン類や胃に通す管などがついているため、身動きすると危ない。気管切開をしていれば、痰の吸引も必要だ。診察中にトイレに行きたくなる患者がいれば、紀子さんが排泄介助につく。

リハビリ中に点滴が落ちなくなれば、針がきちんと入っているか確認する。胃ろうのチューブ、バルーンカテーテル、胸腔ドレーンなどのチューブが二〜三本ついている患者も珍しくない。手術した患者は痛みが激しく、体の動きに制限がかかって排泄介助が必要になる。かつては予想もしなかったであろう、医療依存度の高い患者がリハビリを受けているため、看護師の出番が多い。

脊髄損傷した患者は寝たきり状態から座位を保つと血圧が下がりやすくなる。作業療法士と血圧を確認しながらリハビリを進める。足を上げたり、まっすぐにするだけで血圧が変わるので様子を見ながら行わないと、意識レベルが落ちてしまうため、「ぼんやりしますか」など声をかけながら行っている。下肢を上げて戻らないと病棟にお迎えの連絡をするしかない。トイレ介助の時に、ぼんやりしてきたなと思ったとたん、患者が意識を失い「誰か来て！」と医師を呼ぶこともある。

認知症の患者は車いすにベルトで固定して、手にはグローブをつけてラインが抜けないようにするが、それでも抜いてしまうため目が離せない。医師から指示を受ける時も患者を横に連れて歩いた。そうした認知症の患者が同時に何人か来たらお手上げだ。

病棟の看護師が書類に「車いすに乗ることができる」と書いてきても、実際には「ベッドの上で安静が必要」な患者だったこともある。抗がん剤を投与しながらリハビリなどできないのに、抗がん剤投与中の患者をリハビリセンターに送ってくる。貧血で輸血をしながらリハビリに送られてくる患者までいる。貧血なのにリハビリをして体に負荷をかけられない。経管栄養をしながらリハビリするケースまである。いわばご飯を食べながらリハビリするということだ。そのため、気持ち悪くなって吐いたり、ご飯が気管に入って危険なこともある。そういう一つ一つを見るにつけ、「病棟の看護師はいったい、患者さんのどこを見ているのか」と、憤りたくなった。

患者が病棟からリハビリステーションに来るまでには、人目につくフロアを通りぬけてエレベーターに乗らなくてはならない。けれど、患者の髪の毛はぼさぼさ。手足の爪も伸びている。

トイレの後で手洗いを手伝ったら、垢がボロボロと出てきた。こすっても、こすっても垢が出てくる。「もしや病棟では清拭せず、患者さんにおしぼりを渡して自分でやらせているのではないか」と疑った。

「風呂に入ることができなくても、ベッドの上で手足をお湯に入れて石鹸をつけて洗えばこうはならないはず」

トイレ介助をしていた患者が、ここ一週間オムツをしていてどうしたのかと尋ねると「看護師さんにトイレに行きたいとお願いしても、ちょっと待っててと言ったきりずっと来てくれないからオムツをしている」と打ち明けられ、紀子さんはショックを隠せなかった。

紀子さんは、もっと患者の様子を知りたかったが、一日に一〇〇人も来るため、最低限のこともできていないと悩んでいる。状態の悪そうな患者だけでも気をつけてみたいが、それもできない。病棟とリハビリセンターの情報共有のためのノートがあるが、忙しすぎて白紙ばかりだ。日々、危険なことのないよう安全に最低限の注意を払うだけとなる。

たとえば高齢夫婦の二人暮らしであれば、動ける状態で退院しないと家での生活が成り立たない。しかし、急性期病院では「治療」が終わると退院しなければならず、リハビリが中途半端になる。リハビリのための入院を受けてくれる中間的な病院や施設が少なく、「この状態で

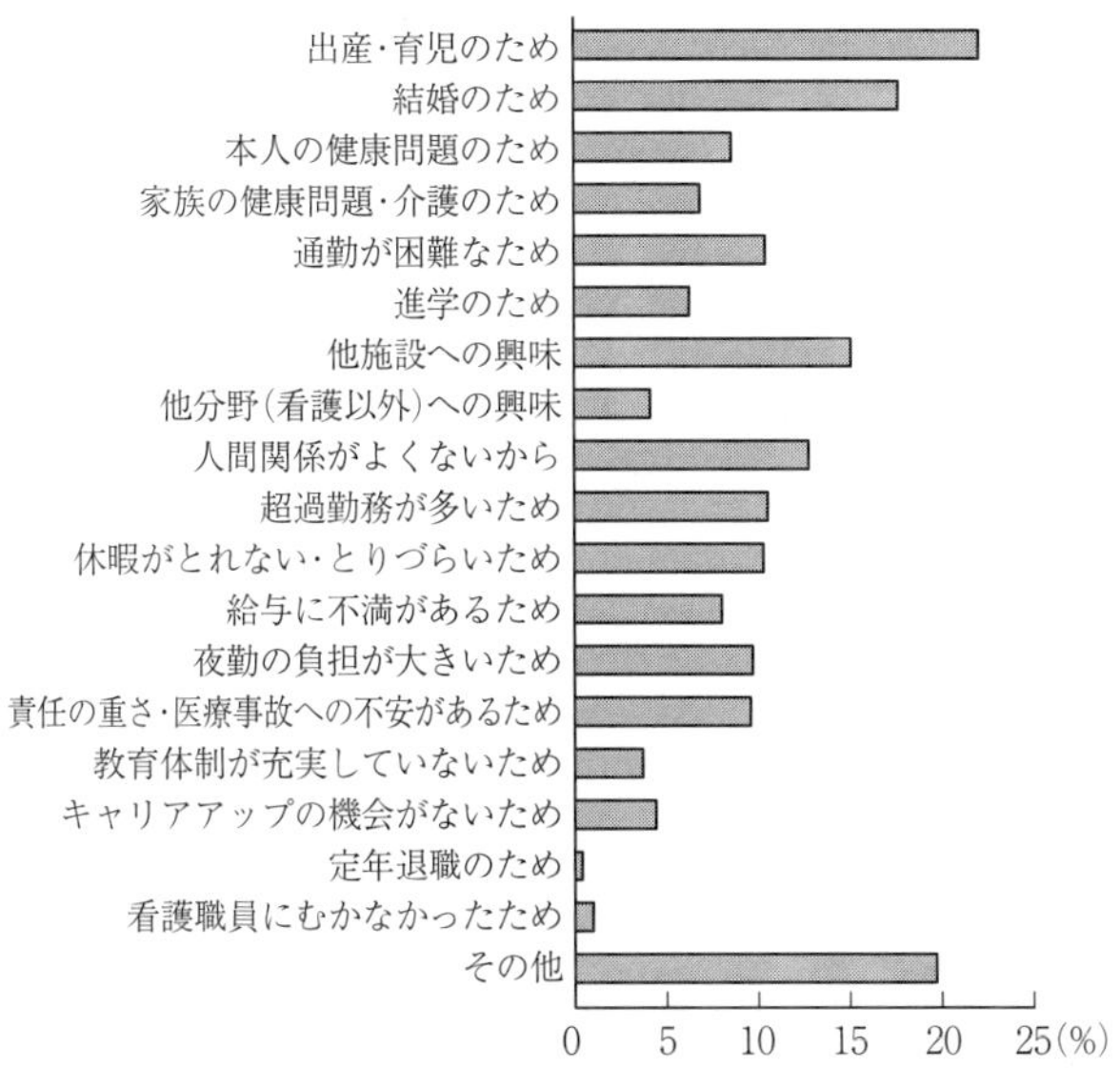

(注)主な理由3つまで.
(出典)「看護職員就業状況等実態調査(2010年度)」(厚生労働省医政局看護課).

図1-3　看護職員として退職経験のある者の退職理由

自宅に戻って大丈夫か」と、心配な患者は少なくない。

紀子さんが看護師になりたての約四〇年前。脳外科の病棟で、気管切開をして風呂に入ることのできない患者を、数人の看護師でビーチマットを使うなど工夫してストレッチャーで移動させてシャワーをしてあげることができた。意識障害のある患者でも、工夫をすればケアできる。「ああ、私は看護師として仕事した」と実感できたが、「今、それを言ったらそれどころではないと言われそうだ」と苦笑いする。

この大学病院には約一〇〇〇床あり、看護師は約一〇〇〇人いるが、激務のため毎年一〇〇人以上が辞めてしまう。平均勤続年数は約七年で、平均年齢は三一歳だ。二交代夜勤が月六回に上り、有給休暇も消化できない。夜勤明けの会議に出なければならないと、帰宅せずに近くのカラオケ店に入って仮眠して会議に出ている看護師までいる。「病棟は忙しすぎて、本当にケアどころではなかったのだ」と、紀子さんは気づいた。

嫌な仕事は准看護師へ

冒頭でも准看護師が医療行為を強いられるケースを紹介したが、それは看護師や医師が絶対的に不足していた切迫した状況がそうさせていた。高度な医療行為を看護師の誰もがしたいわけではない。ややもすれば、立場の弱い准看護師に「嫌な仕事」が押し付けられる現実もある。

神奈川県内の中小病院で働く准看護師の加藤祥子さん(仮名、四〇歳)は、「足元を見られている。言われるがまま働いて、異動も素直に受け入れなくてはいけない」と話す。

祥子さんは救急外来を担当している。救急外来にいる正職員で看護職は師長と主任と自分だけ。外来に抗がん剤投与が必要な患者が来ると、師長も主任も決まって「私たちはやったことないから、やっておいて」と祥子さんに頼む。師長らの本音は、「抗がん剤を使ってミスして暴露したくない」というのが透けて見えた。

「ポート」という血管内に薬剤を注入するための医療機器がある。それを皮下に埋め込み、カテーテルを血管内に留置して薬剤を静脈に注入していくのだが、それが漏れる場合もある。このポートを入れる医療行為も「やったことあるでしょ」と祥子さんに丸投げする。そもそも准看護師は医師か看護師の指示の下で療養上の世話や診療の補助という看護業務を行う決まりがあるが、まるで無視だ。針指しは医師がやっても抜針は看護師というのは職場では当たり前となっている。内視鏡検査の介助には、「嫌だ」と文句を言わない人が入る。准看護師が嫌だと言えば人事評価が下がり、クビになりかねないため「やれません」とは言えない。

医師は、自分の近くで診療の補助をしているのが看護師か准看護師かも分かっていない。医療行為を命じる相手が看護師でも准看護師でもおかまいなしで、指示は曖昧だ。ある医師は祥子さんが看護師だと思って何気なく「あの人、勉強していなくてダメだね、准看護師は」と言ってきたが、その相手は看護師だった。事務員からも「外来にいるのは、仕事のできない看護師だ」と言っている噂が聞こえてくる。異動も看護師が嫌がる部署に准看護師が配属されることが多い。

【問】十分な看護が提供できていますか

できている　11.6
できていない　57.5
わからない　27.4
無回答　3.5

（出典）日本医療労働組合連合会「看護職員の労働実態調査「報告書」」(2014 年 1 月).

図 1-4　仕事の達成感

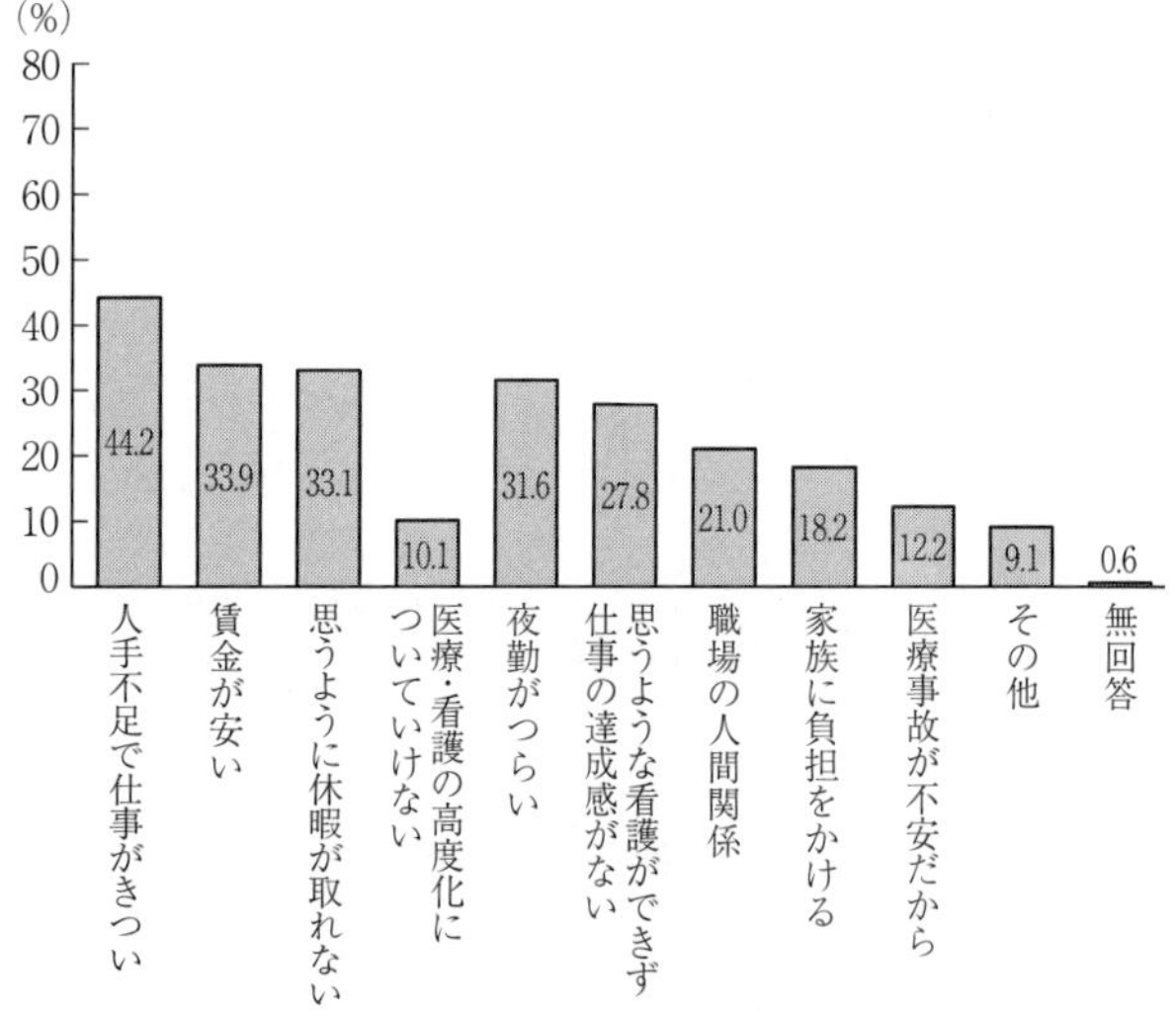

（出典）図 1-3 に同じ.

図 1-5　仕事を辞めたいと思う主な理由(3 つ以内)

図 1-3 と比べると，国側の調査は出産や子育ての理由を強調しているが，現場の調査は人手不足や達成感がないこと，という違いが浮き彫りになる.

「病棟と外来の一元化」と称して、人繰りの効率化が図られた。看護師と准看護師は、昼は外来で処置を行い、夜勤は病棟でというシフトが組まれた。しかし、夜だけ病棟に行っても患者のことが分からない。必死に患者の病名などを覚えたとしても、在院日数が短いため、次の夜勤では患者が入れ替わっていて、一からやり直しだ。夜勤では、看護師が少なく探し回って聞かなければならない。

トイレに行きたいという患者が、ずっと付き添いが必要なのか、少し付き添って介助すれば自立して排泄できるのか。トイレ介助ひとつでも、それを知らずにいると患者が転倒して怪我をしてしまう。実際、「自分でトイレに行けますから」という患者の言葉を鵜呑みにして目を離してしまって転倒して骨折でもすれば、すべて祥子さんの責任となってしまう。

こうした病棟は、ほんの一例にすぎない。都内の精神科病棟では、夜勤は看護師三人で七〇人の患者を看ている。それでは業務が回らないからと、認知症などで〝物言えぬ〟経管栄養の患者には午前三時、四時から朝ごはんを注入している。また、ある回復期リハビリ病棟では、三〜五人で五〇人の患者の食事前の血糖値測定、インスリン投与、配膳から食事介助、歯みがき、トイレ介助を行っていく。看護師は「食事の時間はもう作業でしかない」とジレンマを抱える。都内の有名な大学病院には政治家や芸能人も入院するが、新人ナースは「清拭は私の仕事ではありません」と言ってベテランナースを唖然とさせた。その病院では、患者に「おしぼりを自分で三本持っていって、体を拭いてください」というルールとなっている。

なぜ、看護の質が劣化しているのか。何が看護師を追い詰めているのか。続く第二章で明らかにしたい。

第二章　姥捨て山の時代がやってきた

高齢化が進み、社会保障給付費は一般会計の三割超となっている。国民医療費は二〇〇八年度の三四兆八〇〇〇億円から、団塊世代が後期高齢者になる二五年には五二兆三〇〇〇億円に膨らむと予想されている。老人医療費も一一兆四〇〇〇億円から二四兆一〇〇〇億円まで達する見通しだ。医療のニーズが増大するなかで医療費削減を命題とする国は、「病院から在宅へ」と診療報酬で患者を誘導。病院の機能分化を図って病床の削減に取り掛かった。一三年の病床数は一三四万七〇〇〇床。機能分化をしないままでいると一五二万床になるとして、二五年には一一五〜一一九万床程度に抑えることを目指している。そのため、高度急性期から急性期、慢性期、在宅へという患者の「追い出し」現象に拍車がかかった。

私の仕事は「追い出し屋」

都内の高度急性期病院の地域医療連携室。そこに配属されている看護師の村上静江さん（仮名、五〇代）は、「私の仕事はある意味、追い出し屋だ」と嘆く。

急性期のなかでも一般病棟の「七対一」入院基本料は二〇一六年度の診療報酬では一日につき一五九一点、一四日以内の期間は加算が同四五〇点となる。大学病院など高度な医療を提供できる一定の要件を満たした高度急性期である特定機能病院入院基本料は同一五九九点、一四日以内だと加算が同七一二点と一段と高い（一点は一〇円で計算される）。

静江さんの病院も特定機能病院に指定されており、患者が保険点数の高いうちだけの入院となるため高速回転している状態だ。平均在院日数が一二日となっており、数年前からは患者の入院一週間以内に退院支援計画を立てなければならなくなった。病床稼働率を上げるためベッドコントロールに必死な師長から地域医療連携室に退院調整コールがかかり、複数いる看護師らは一人当たりで一日二〇人もの患者を担当する。

病院の方針として、回復期リハビリ病棟の患者は、一か月以内に退院調整をかけると決められている。そのため、患者に療養が必要だという名目にして無理やり退院させてしまった例もある。静江さんから見て医療依存度が高く、「(看護師がほとんどいない)老人保健施設に行ってしまって大丈夫かしら」と思っていた患者は、案の定、誤嚥性肺炎を起こしてすぐに戻ってきた。高齢者の誤嚥性肺炎は死に至るケースもあり危険だ。まだ様子を見たほうが良いような患者を無理に退院させると、すぐに誤嚥性肺炎や脱水を起こしてしまう。心不全や尿路感染などで再入院というケースも後を絶たない。

末期のがん患者が緩和ケア病棟にいたが、病院は無理に退院させてDPC(二〇頁参照)の利益が出るうちに精算をした。緩和ケア病棟は本来、がんの痛みや心の痛みを緩和しながらその人らしく最期を迎えられるよう看取りまでケアする役割があるのだが、そこから長期療養病院に転院させたケースもある。「もはや、ホスピス(終末期のケアを行う施設)でもなんでもない」と静江さんは落胆する。

そもそも、退院を予定している患者の多くが点滴による投薬、経管栄養が必要など、医療依存度が高い。静江さんら看護師は、患者の容態や医療依存度、家族や転院先の看護・介護力を考えて退院後の行き先を考えるが、介護施設は待機が多く、実際に自治体などと交渉する医療ソーシャルワーカー(MSW)のプレッシャーはすさまじいという。家族がいない患者や介護施設の空きがなく行き場のない患者が「退院困難事例」とされると、病棟では手に負えないからと、地域医療連携室に退院調整を丸投げされる。患者のなかには療養型の病院に転院した方が良いケースもあるが、都心では安くても月一五〜一六万円かかってしまう。

「（費用の高い）個室だったら空いています」と言われることもあり、待ち切れずに、まずは個室に入って大部屋の空きを待つ患者もいるが、家計が破綻。葬式代にと貯めていた預金を取り崩した末、無一文になって生活保護を受けるようになる。

退院間際の急変で亡くなる例も少なくない。ある九七歳の一人暮らしの患者は、意識がしっかりしているように見え、一四日以内に退院できそうだとされていたが、急に肺炎を患い、そのまま亡くなった。

高齢者は、いつ急変するか分からない。それでも一四日を超えそうな患者に医師が平然と「入院費が病院の持ち出しになるので」と退院を迫る。病院長は、利益を出す医師を評価するため、医師も従わざるを得ない。患者は医師には言い返せず、あとから看護師に怒りの矛先を向けるため、看護師のストレスはここでも強くなる。静江さんは「国の制度が悪い」と説明をしてはみるが、患者の怒りと不安は収まらない。

同時に、患者の経済力によって受けられる医療が変わり始めていることを静江さんは肌で感じている。病院周辺には高級住宅街がある。周辺住民の患者にはいわゆる〝セレブ〟も多く、高額な個室料を取ることができる。病院にとってかっこうの収入源となり、差額ベッド料金を一日数万円も取っている。差額ベッド料とは、入院環境の向上のため、医療保険とは別に患者の自己負担で一定の条件つきで認められた部屋代のことを指す。金額は病院が決め、患者への説明と同意が必要となる。〇時を境に計算するため、一日三万円の差額ベッド料であれば一泊六万円となる。

差額ベッド料の一番高い個室には〝VIP〟が入院している。診療報酬で採算のとれる期間が過ぎても差額ベッド料金でカバーできるため、病院側は「急がなくていいから、ゆっくり治療しましょうね」と、まるで対応が異なる。そして患者側も、退院する時は「介護保険？ そんなの使わなくていい。自費でヘルパーでも頼むから」といった具合だ。病院には、そうした富裕層で医療依存度の高い高齢の患者を目当てに業者が営業にやって来る。入居の頭金だけで二〇〇〇万円、月々三〇万円もする有料老人ホームが紹介されては、あっさりと退院していく。医療の問題も、お金さえあれば解決する時代になりつつあるのだ。

患者の救急搬送の依頼の連絡がくると、病院の救急の受付では「一日三万円の個室しか空いていませんが、それで良いなら搬送してください」と救急隊員に告げる始末だ。本来、厚労省の通知によって、救急搬送や治療のためやむを得ない状況の場合は差額ベッド料を取ってはいけないことになっているが、患者の知識不足を良いことにルール違反をして差額ベッド料を支払わせているのだ。それでも、患者としては命には代えられないからと、いったんは入院するが、あまりに費用がかかるため患者や患者家族はベッドサイドに来る看護師にクレームをつけるようになる。ますます看護師にストレスがかかっていく構造だ。

「たらい回し」の仕組み

大病院が儲けを出すため必死になるなか、患者本位の親身な医療を行ってきた中小病院が存続の危機に立たされている。

「こんな状態で患者さんを私たちに回すのか。しかし、国の流れに逆らえば病院が潰れてしまう」

都心にある中小病院の回復期リハビリテーション病棟の看護師長の高野幸恵さん（仮名、四〇代）は、そんなジレンマを抱える。

病院のなかで、職員全体に占める看護師の割合は高い。一般的には、医師は「医局」という部署に属し、看護師は「看護部」に属することになる。看護部長の下には、病棟や外来などにそれぞれ職場長として師長が置かれる。師長の主な役割のひとつに、病棟のベッドコントロールがある。病院が経営を黒字化するためには、ベッドコントロールは重要で、ベッド稼働率を上げるため、師長が中心となって退院や転院・病棟の移動の調整を図っている。

幸恵さんが勤める病院には、一般病棟、回復期リハビリ病棟、医療療養病棟がある。一般病棟は「七対一」看護の配置基準になり、DPCをとっているため、やりようによっては利益が大きく出る。院内では、患者の重症度によって、どの病棟で治療を受けるかが決められる。

たとえば心疾患の患者が入院すれば、急性期の患者をみる一般病棟で体に取り入れた水分の量と尿の出た量のバランスを見るため尿道にバルーンカテーテルという管を入れて管理するなどしている。また、手術後に人工呼吸器をするなどして、口から食事をとることができない患者に経鼻チューブを入れて栄養をとりながら治療にあたる。症状が落ち着けば、退院を視野に入れたリハビリを行うため、回復期リハビリ病棟に移っていく。

しかし、重篤な状況は脱したとしても、いつ急変するかも分からない状態で、入院から一四日のうちに患者はたくさんの管につながれたまま、「リハビリをしましょう」と回復期リハビリ病棟に移される。

どの病棟でも、看護配置基準や入院日数によって入院基本料が定められている。一般病棟から一四日以内に病棟を出されてしまうのは、診療報酬の入院基本料につく加算が、「入院後か

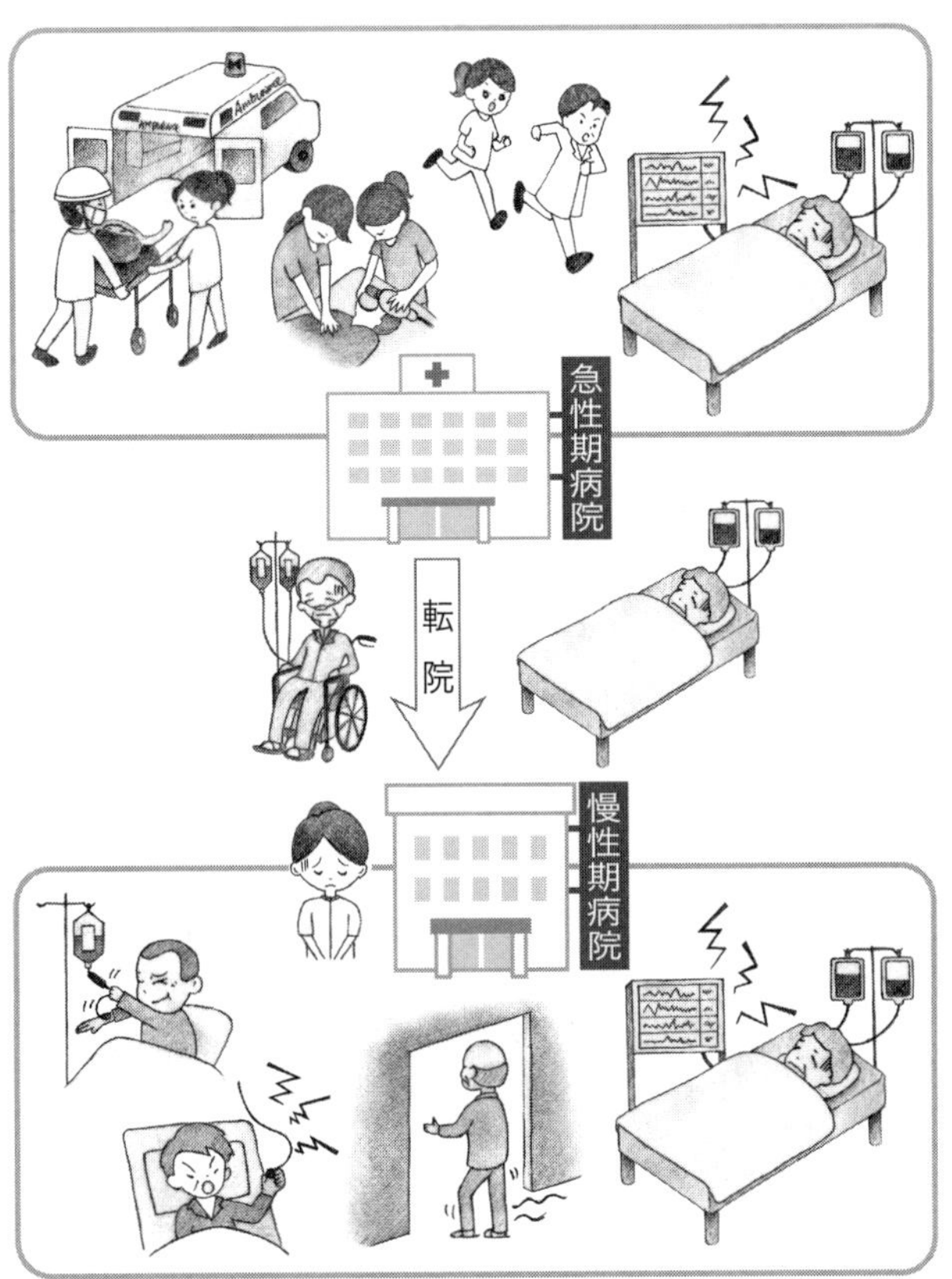

急性期と慢性期の夜勤の様子

急性期では「7 対 1」(患者 7 人に看護師 1 人)で看るが，同じような状態の患者を慢性期では「10 対 1」や「13 対 1」で看なければならない．

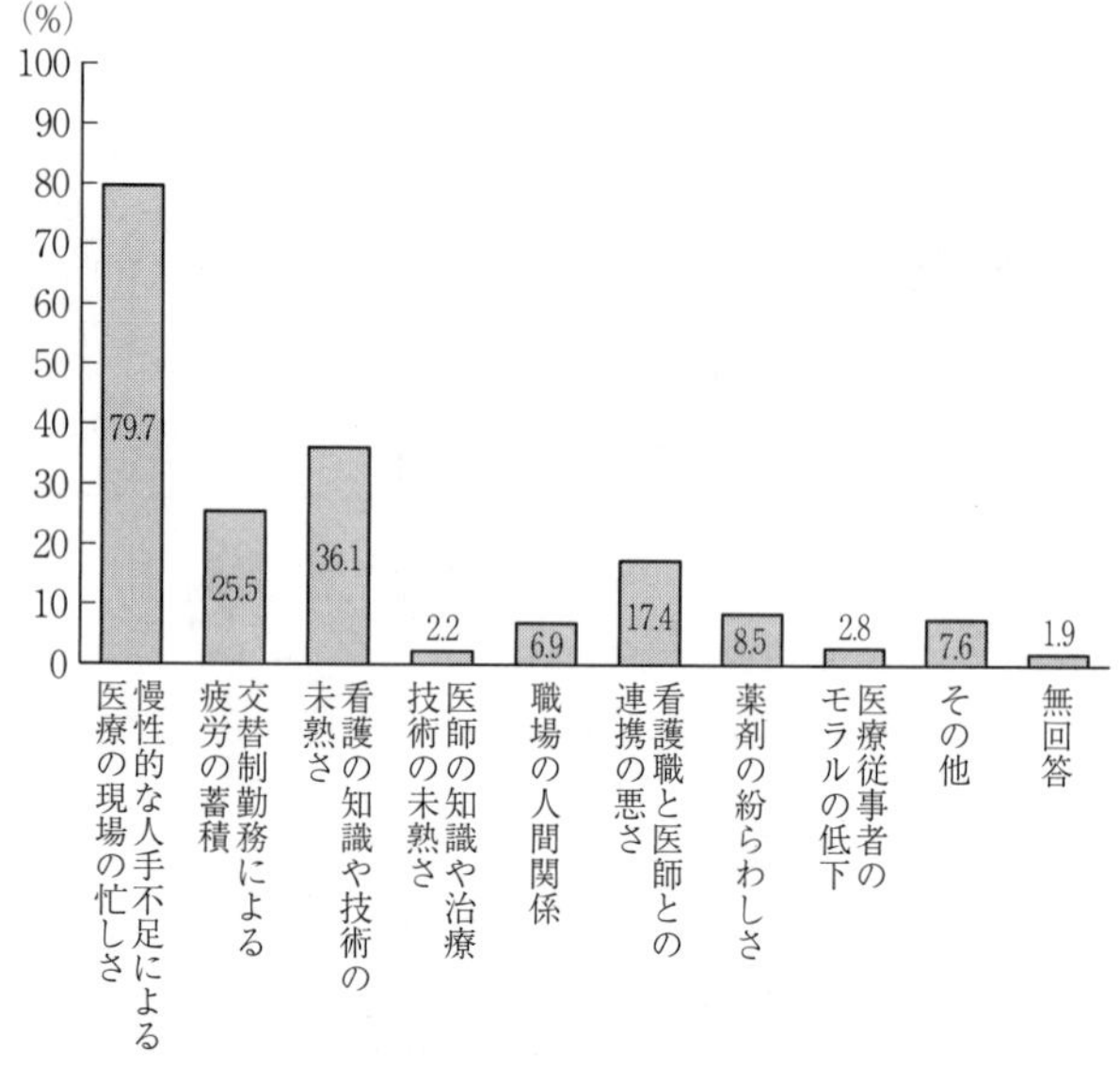

(出典)日本医療労働組合連合会「看護職員の労働実態調査「報告書」」(2014年1月).

図2-1　医療・看護事故が続く大きな要因(上位2つ)

ら一四日以内」だと一日当たり四五〇点と高いが、「一五日以上～三〇日以内」になるととたんに一九二点に落ち込むからだ。保険点数は一点につき一〇円で計算される。一四日以内の患者は加算が四五〇〇円とれるが、同じ病棟に一五日目になると一九二〇円と半減するため、病院経営にとっては死活問題となる。

そして、患者の多くは高齢者で、病気はひとつだけではない。胃ろうをして誤嚥性肺炎を繰り返しても、保険点数の高い期間が過ぎれば、「七対一」の病棟

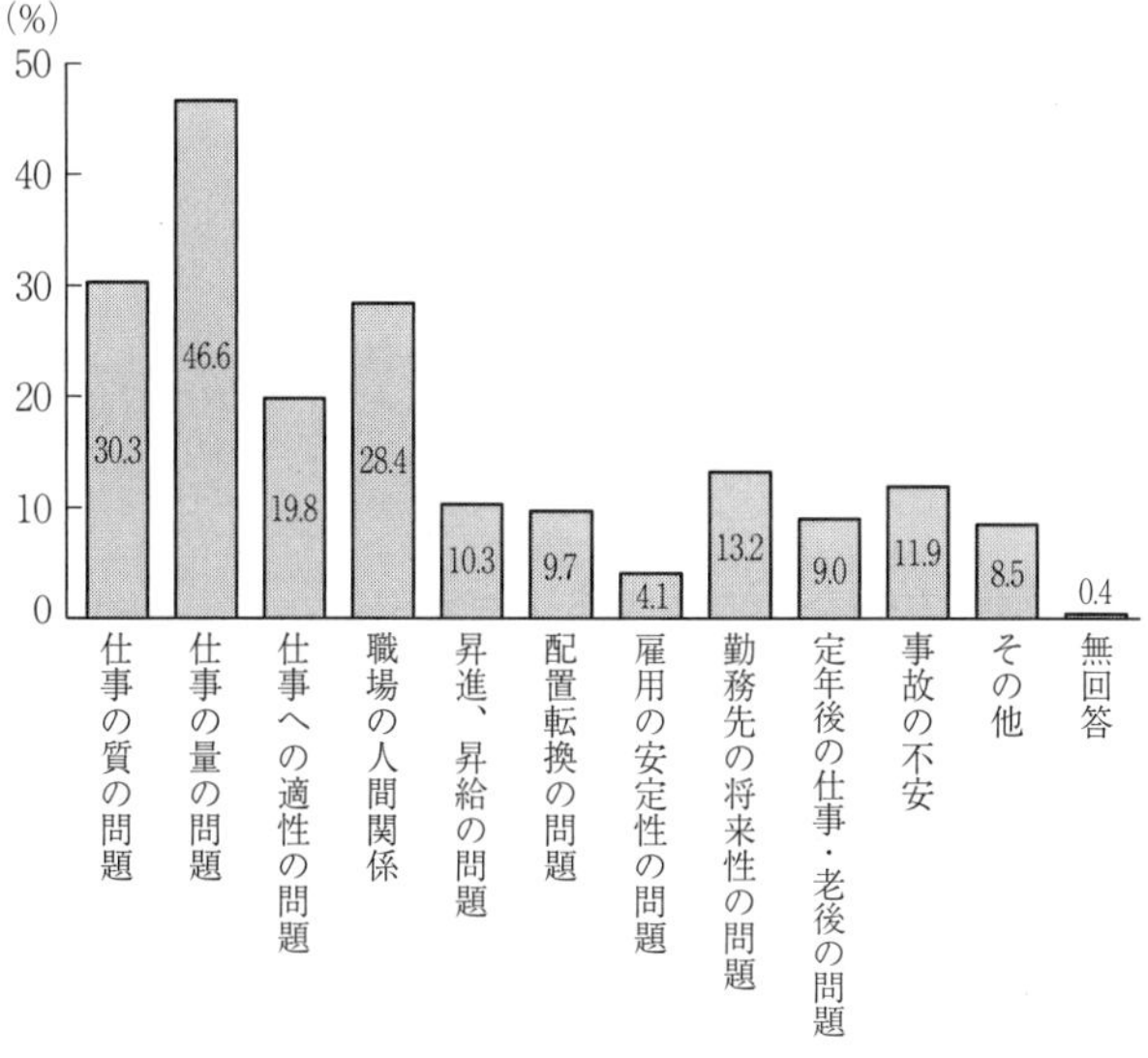

(出典)図 2-1 に同じ.

図 2-2　今の仕事に強い不満，悩み，ストレスがある，その大きな要因(上位 2 つ)

を離れなければならない。回復期リハビリ病棟の看護配置基準は「一三対一」が最高基準になっていることから、病状の重いまま患者が「一三対一」の病棟に移るため、少ない看護師で同程度の重症患者を看ることになり、看護師の労働負荷がかかる。患者も家族も不安だ。重症患者の出入りが激しく、夜勤は二人体制で二交代の長時間過密労働が強いられ、現場は疲弊している。

日本医療労働組合連合会の「看護職員の労働実態調査」(二〇一三年度)では、「一年前と比べた仕事量の変化」を尋ねており、二一・九％が「大幅に増えた」と答えている。大幅に増えたと答えたなかで、「日勤のみ」（一四・三％）に対して「二交代」は二二・二％となっており、夜勤の負担が重くなっていることが読み取れる。さらに、看護体制別に「大幅に増えた」を見ると、一般病棟の「七対一」（二三・〇％）より、「一〇対一」（二七・三％）、「一三対一」（二七・〇％）、「療養病棟」（二六・〇％）が高く、急性期以外の病棟の患者の重症度が進んだことによる仕事量の増加がうかがえる。

幸恵さんの病院に限らないが、脳神経外科や神経内科の病気の患者には認知症の患者も多く、高次脳機能障害が目立って増えているという。高次脳機能障害とは、交通事故や頭部の怪我、脳卒中などで脳が部分的に損傷を受けて、言語や記憶などの機能に障がいが起きた状態を指す。医療職の間では「高次の人」と略して呼んでいることも多い。そのため、注意力や集中力が低下して常識的な判断ができなくなる。感情や行動の抑制がきかなくなるケースが多く、回復期リハビリ病棟では本来は看きれない。もし回復期リハビリ病棟に移ることができても、保険点数の高い在院日数が過ぎればまた患者は次の病棟に移るか退院することになる。

こうした在院日数の縛りが二〇〇八年から顕著に「追い出し」現象を招いてきた。当時は、診療報酬の改定に伴い、一般病棟の入院基本料が九〇日を超えると極端に低くなることで、

「九〇日超え」する患者が「たらい回し」されるようになった。がんや脳梗塞を起こして寝たきりになった患者が「施設待ち・リハビリ目的」と言われて、退院を迫られた。それ以降も診療報酬によって在院日数の短縮化が誘導された。それをさらに厳しくしたのが、二〇一四年度から始まった「七対一」の要件見直しだ。が、二〇一六年度の診療報酬改定でさらに厳格化され、一層、患者を追い込んでいる。

二〇一四年度の改定で一般病棟「七対一」入院基本料の「重症度、医療・看護必要度」の要件が厳しくなった。

まず、A項目としてモニタリング及び処置等が点数化される。内訳は、①創傷処置（a褥瘡の処置を除く、b褥瘡の処置）、②呼吸ケア（喀痰吸引のみの場合を除く）、③点滴ライン同時三本以上の管理、④心電図モニターの管理、⑤シリンジポンプ（点滴静脈注射をする時の医療機器）の管理、⑥輸血や血液製剤の管理、⑦専門的な治療・処置（a抗悪性腫瘍剤の使用（注射剤のみ）、b抗悪性腫瘍剤の内服の管理、c麻薬の使用（注射剤のみ）、d麻薬の内服・貼付や坐剤の管理、e放射線治療、f免疫抑制剤の管理、g昇圧剤の使用（注射剤のみ）、h抗不整脈剤の使用（注射剤のみ）、i抗血栓塞栓薬の持続点滴の使用、jドレナージの管理）が挙げられ、それぞれの項目が「なし」なら〇点、「あり」なら一〜二点となる。

そして、B項目として、患者の状況等が点数化される。①寝返り、②起き上がり、③座位保持、④移乗、⑤口腔清潔、⑥食事摂取、⑦衣服の着脱について、「できる・介助なし」は〇点、「できない・全介助」は二点などとなる。

A項目の得点が二点以上で、かつB項目の得点が三点以上の重症患者の割合が求められるようになった。二〇一四年度の改定では、それまで「モニタリングや処置」のA項目にあった、「血圧測定」と「時間尿測定」が外された。さらに、新たに自宅や在宅へ向けた病棟・施設への退院率(在宅復帰率)が七五%以上という新基準ができたことで、「七対一」へのハードルがより高くなったのだ。

さらに二〇一六年度の診療報酬では、A項目(モニタリング及び処置等)に「無菌治療室での治療」「救急搬送後の入院(二日間)」、B項目(患者の状況等)に「危険行動」「診療・療養上の指示が通じる」が追加され、C項目(手術等の医学的状況)が新設された。それが現場にはプラスになった反面、B項目にあった「起き上がり」「座位保持」が削除され、現場の負荷が高まった。そのうえ「重症度、医療・看護必要度」を満たす患者が二五%以上へ、在宅復帰率が八〇%以上に引き上げられたため、ますます、患者の選別と追い出しに拍車がかかっている。

幸恵さんの病院では、「七対一」の「重症度、医療・看護必要度」の基準を満たすために、救急搬送をどんどん受け入れるようになった。夜勤で人員体制が手薄でも二病棟で六人も入院させた。ベッド稼働率も上がるため、一石二鳥となる。幸恵さんの働く病院では、看護部の副部長クラスが専任でベッド調整を行っている。職員は生き残りをかけ全力を挙げている。二〇一六年度の診療報酬では、「退院支援加算」が新設された。退院支援に専従する職員を病棟に配置し、退院困難な患者を三日以内に抽出して七日以内に患者や家族と面談し、病院内の多職種でカンファレンス（会議）を実施すると最高で、一般病棟では六〇〇点、療養病棟では一二〇〇点の加算がつくようになったため、「追い出し」が加速する。

こうしたなかで、幸恵さんは師長として制度の大きな矛盾のなかに立たされている。その結果、自分の意思とは無関係に、入院の受付時は「〝自宅方向〟の人しか受けられない」という。自宅方向とは、つまり、自宅に患者をみてくれる家族がいるなど、確実に退院できる患者のことを指している。一人暮らしをしている患者や家族がいない患者の入院は断ることになる。そうしなければ、病院の収入源となる「七対一」看護が維持できないからだ。

「そこまでしても、在宅復帰率は良い時でやっと八〇％で、診療報酬の基準を満たすギリギリだ」という。

ただ、患者を選別するとはいっても、すべては断れない。自宅で療養できるような家庭環境の患者は少なくなりつつあるからだ。老老介護、子どもがいても仕事が忙しい、となれば「介護力」が乏しく自宅に帰ることができない。

ある男性患者は脳梗塞を起こし半身麻痺になったが、妻は認知症で看護できなかった。入院時にはリハビリを頑張ればよくなる期待があっても、医療費の自己負担の分が払えず断念して退院するケースもある。また最近、問題になっているのは、高齢者と同居する四〇~五〇代の息子が無職というケース。近隣地域で四割近くがそうした家族で、親の年金で暮らしているという。〝追い出した先〟で家族が介護の担い手になれるか疑問なことが多い。

そうした家族の背景を無視して、国が在宅への移行を推し進めていることに幸恵さんは大きな疑問を感じている。

「回復期リハビリ病棟から送った先の療養病棟でも在宅復帰率が五〇%と縛りがきつく、介護施設の空きがなければ、家に帰すしかない。いったい、患者さんは退院してからどうなってしまうのか」

鳴りつづける「離床センサー」

最近、八〇代の患者が大動脈解離(大動脈が裂けて膜のなかに血が流れ込んで血管が膨らむこと)

で、突然死の恐れがあった。すぐに心臓のバイパス手術が行われた。術後の経過が芳しくなく、半年間、肺炎を繰り返した。手術したことで命は助かったが、回復はせず、リハビリもできない状態で、元の生活には戻れない。回復期リハビリ病棟ではリハビリのできない患者は受け入れられないため、病院では患者の行き場に困っているところだ。治療はしても、患者は置き去りにされる。幸恵さんには「保険点数のために後先を考えずにオペした」としか思えない。手術の後遺症が大きければ、「当然、患者さんや家族から「こんなはずじゃない」と言われトラブルになる」ことも少なくない。

その反面、幸恵さんは患者に申し訳ないと思いつつも、師長として病棟の役割を守らなければならず、リハビリのできない患者は断るしかない。

高齢者に多い腰椎圧迫骨折。転倒によるもので、絶対安静だが、治療がないため急性期の病棟には入院できない。転倒して動けなくなって、筋力も弱まってしまう。家族がいない一人暮らしの動けなくなった高齢者は、どの病院でも断りたい。回復するのに日数を要するためベッドの稼働率に貢献できない患者と見られ、つまり、「病院を出ていけない入院」は断られる。病院としては重症患者を歓迎し、脳卒中の患者が優先される。もし腰椎圧迫骨折の患者が運よく整形外科病棟に入ることができても、入院日数が短い方が儲かるため、いられる期間に縛りがある。しかし、期間内では十分な回復は難しく本人が辛い。

患者のための病院のはずが、病院の利益のための病院にならざるを得ない制度が、現場を苦しめる。

患者は、入院した時に「いつまでいられますか？」と病棟の看護師に聞き、退院する時には「もう出されるんですか？」と聞く。その言葉に、現場の看護師のモチベーションが下がる。回復して退院していく患者から「本当に、ありがとうございました」と言われるような本来の看護などできない。患者は良くならないままチューブにつながれた状態で家に帰らなければならない。その現状を受け止められない患者に、看護師がどう向き合えばいいのか。

「在宅復帰率を重視して退院を急かすのは、老老介護や独居の高齢者にはそぐわない制度だ。しかし、病院が生き残ることができるか死活問題で退院や追い出しに必死だ」

このように患者も困難な状況に追い込まれ、看護師も労働負荷が高まっている。「回復期リハビリ病棟の看護配置基準は最高で「一三対一」だが、現実的に見て「一〇対一」は欲しい」と幸恵さんは主張する。

日勤帯は理学療法士（PT）や作業療法士（OT）とチームで患者をみることができる。PTは、怪我や病気で身体機能が損なわれた患者の、座る、立つ、歩くなどの基本動作の回復を助ける。

ＯＴは、食事や入浴など日常生活の活動に向けて訓練する。そうした専門職もいる日勤はいいが、夜勤は看護師たった二人で患者五五人を看るため、辛い。

安全が担保できないばかりか、せっかくの回復期に、看護師のストレスになるのは、深夜のトイレ介助だ。

自立できそうな人に介助してあげたくても、看護師一人がとられてしまうと、残った一人で五四人を看ることになる。それでは患者の安全を守ることができなくなる。二〇人はオムツをしていて、排尿していても決まった時間が来てからオムツ交換をする。残りの三五人は歩いてトイレへ行くことができるため、介助に看護師がつくが、一晩中ずっとトイレ介助で終わることもある。

ナースが付き添わないで尻もちをつけば腰椎圧迫骨折をしかねないため、目は離せない。実際、「離床センサー」が次々と鳴って、最初に立ち上がった患者のところに駆けつけると、既に尻もちをついている。大丈夫かな、と思う人でも自分で立ってトイレに向かおうとすると転んでいる。尻もちによって腰椎が圧迫されたり、肋骨を折ったりすれば即座に事故扱いでインシデントレポートが待っている。この小さな積み重ねが看護師を疲弊させていく。

同時に何人もトイレに行きたくなる時に「ちょっと待ってて」と言っても、患者は「もう、出そう」と尿意を感じて助けを呼んでいるのだから、待てない。認知症であれば、なおさら「何分待って」と言っても意味が分からない。

「よほど志が高いナースでないと疲弊して離職する。トイレの介助も看護必要度が高いはずだが、保険制度からは抜け落ちている」と矛盾を感ぜずにはいられない。

診療報酬は病院の経営方針をつかさどり、患者の運命と看護師の働き方に大きな影響を与える。医療や介護の制度が激変するなかで、看護師は患者と向き合い、患者のことを考える暇さえ与えられずに、ただひたすら〝業務〟をこなすような看護を強いられている。

「もう病気にならないで」

「安心して病院に来て下さい」――。

そんな当たり前の言葉を口にできない時代になったと、看護師らがため息をつく。

東京のベッドタウンとなっている地域の病院(一〇〇床)で働く木村里美さん(仮名、五五歳)も、そのひとり。里美さんは、患者の回転の速さに「地域連携という名の追い出しだ」と思えてやまない。

先にも触れたが、今や、どこの病院にも必ずといっていいほど設置されている「地域医療連携室」とは、患者の退院に向けて、地域の他の病院や介護施設、訪問看護や訪問介護など、患者のニーズに合ったサービスを探して連携を図っていく部署となるが、病院の経営のために回復が中途半端なまま患者を退院させている。

近隣の「七対一」の急性期病院に救急搬送された患者が、「持病は診ない」と一晩で帰され、途方に暮れて里美さんの病院にやってきた。ここでも、前述の病院の例と同じように患者のための医療ではなく、「病院の収入＝保険点数」のための医療と化している。

里美さんの病院は看護師不足から、「一〇対一」看護配置基準をとっているが、それでも看護師が足りず、病床の数を減らしている。そのため、ベッドの空きがなく、他の急性期病院からの転院の依頼を断わらざるを得ないことも多々ある。

運よく患者が受け入れられ容態が急性期から慢性期になった患者は少し落ち着いてはいても、寝たきりで中心静脈から栄養をとり、器械から酸素を吸入し、持続点滴が必要な状態。胃ろうを作る患者も少なくない。そのような状態では、手厚い看護が必要だが、続々と在宅医療に移っていく。しかし、多くは自宅に帰るのが困難で、退院の話が思うように進まない。里美さんは「老老介護が多く、介護する側のほうが疲れ切って危ない状況」と心配顔だ。在宅に移行する時の相談に乗るのも一苦労だ。

実際、退院したばかりでどうしても膝の痛みが我慢できない独居の高齢者が、朝七時に救急車を呼んで病院に来た。本人も救急隊員に「申し訳ないです」と謝っている。診察を受け、入院はせずに帰宅することになった。本人にとってみれば、病院が開く時間までは待てない痛みだったのだ。その背後には、中途半端な治療で帰された不安が積み重なっているのかもしれない。一人暮らしの高齢者が夜中に具合が悪くなったらどうするのか。

そして、現場で頑張る人が制度に翻弄されている。気持ちに余裕さえあれば、目の前の人に何が足りないのか、何をしてあげればいいのか気づくはず。若い看護師が、その看護の根底にあるものに気づくことなく辞めている。人のために何かができた、喜んでくれた。そうしたやりがいを感じないまま辞めていく。以前であれば厳しく指導する先輩がいても、誰かがフォローしてくれたが、今はそのフォローする人がいない。いったい、この状況でどうやって良い看護ができるのか。入院しても自宅に戻っても過酷だ。「今の医療制度のなかで病気になっちゃいけない。患者さんには、もう病気にならないでと言うしかない」と絶望すら感じている。

「七対一」から「一三対一」へ

二〇一四年度、二〇一六年度の診療報酬の改定で厳格化された「七対一」看護の基準は、急性期の中小病院に大打撃を与えている。前述したが、看護必要度を満たす患者が「二五％以上」に引き上げられ、在宅復帰率も八〇％に見直されたことで「七対一」を維持することが困難だと判断した病院のために、国は新たな病棟を用意していた。それが、二〇一四年度に新設された「地域包括ケア病棟」となる。地域包括ケア病棟の入院基本料は二〇一六年度で一日につき最高二五五八点と高く、看護配置基準も「一三対一」以上でいいとされていることから、看護師不足に悩む病院には一石二鳥だ。収益性の高い「七対一」病棟を絞り込んで維持しつつ、一部の病棟を地域包括ケア病棟に転換する病院が相次いでいる。

病床数全体も減っており、二〇一三年と一四年の一年だけで一万四四九八床少なくなった（厚労省「医療施設（静態・動態）調査・病院報告の概況」二〇一四年）。

中央社会保険医療協議会（中医協）の資料（入院医療等の調査・評価分科会、二〇一五年八月五日）によれば、「七対一」の施設数と病床数がここ数年で減少していることが分かる。二〇一四年三月に約一七〇〇施設、三八万四〇〇〇床だったものが、同年一〇月には約一五五〇施設、三六万六二〇〇床になり、二〇一五年四月には約一五三〇施設、三六万三九〇〇床となった。一方で、「一〇対一」と地域包括ケア病棟が増え、二〇一四年三月と二〇一五年四月を比べると、「一〇対一」は約一九〇施設、一万六七〇〇床増え、地域包括ケア病棟は約二〇〇〇施設、八八〇〇床増えた。しかし、それら多くの病棟で「七対一」で看ていた重症患者がほぼそのままの状態で「一〇対一」の一般病棟や「一三対一」の地域包括ケア病棟に移されただけで、現場の看護師に負荷がかかる一方だ。

大阪府内の民間病院（約五〇〇床）の看護師の園部美千代さん（仮名、五〇代）は、「時代が逆戻りしているかのようだ」と嘆く。

労働組合活動を通して、自ら看護師の労働環境の整備を訴え、だんだんと労働条件が改善されてきたが、診療報酬が変わることで現場は大ダメージを受けている。

これまで六病棟すべてが「七対一」看護配置基準だった。しかし、二〇一四年度の段階で、重症度の要件を満たす患者が一五％以上という項目がクリアできなくなってしまった。もともと七対一を満たす看護師の確保もギリギリの状態だったこともあり、「七対一」の要件を満たすために、一病棟分の重症患者と看護師を他に振り分けて、一病棟を地域包括ケア病棟に変更した。

地域包括ケア病棟にすれば、名目上は退院に向けた状態の安定した患者を看ることになるため、看護配置基準が「一三対一」でよくなり、体制が手薄になる。夜勤の人員も三人から二人に減る。地域包括ケア病棟に移行した当初、病床数は四一床から二五床に削減、看護師は二五人から一五人へ減員された。「地域包括に移行する」という名の看護師のリストラ同然だった。

内科や外科、整形外科などから急性期を脱した患者が来るようになり、疾患が多岐にわたった。それぞれをケアするにも専門性が高く、新人には任せられず、ベテランが配置された。呼吸器をつけた患者には一時間から一時間半ごとに痰の吸引が必要になる。一回一五分から二〇分はかかり、その他、胃ろうへの栄養の注入、体位変換、バルーンカテーテルの管理、呼吸器のチェック、自立して排便できないため浣腸して摘便を行うなどするうちに、また次の痰の吸引と、延々と処置に追われる。

日勤ではパートの看護師が一六時まで三〜四人加わり、担当患者をもたないフリー番の看護師もいるため、日勤帯はなんとかなるが、問題は夜勤だ。そもそも夜勤で二〇人近くを担当し、夜勤中はずっと走り回っている状態だ。一晩に三〜四人も緊急入院する場合もあるし、入院患者の急変もある。認知症の患者はセンサーマットをつけて歩こうとするとセンサーが鳴って知らせる仕組みになっているのだが、徘徊するため結局常にそのアラームが鳴っている。転倒事故が起こってはいけないため、看護師が走って様子を見にいく。人手が少ないため、家族が付き添い入院することが多いが、付き添う家族も高齢者。配偶者のトイレ介助に付き添っても、病院内で道に迷うため、結局、看護師の手がかかる。

夜間の救急搬送も多い。準夜勤（一六時三〇分〜一時）の間に重症患者が来れば一層と業務に追われ、仕事が終わるのは朝四時になる。夜勤回数は月に九〜一一回に上る。本来なら八回以内の約束だが、それが守られない。疲労困憊していつ事故が起きるかもしれない危険と隣り合わせの状態だ。それにもかかわらず、人手不足から二交代夜勤の話も浮上している。

地域包括ケア病棟には、基本的に急変する患者は来ないはずだが、大腸の内視鏡検査をするため一泊二日で入院した八〇代の女性は急変した。朝早く、排泄をするためトイレに行くと突然、意識を失ったのだ。朝八時三〇分までは深夜勤の時間帯のため、看護師は二人しかいない。血圧も急激に低下し、危険な状態になった。師長を呼び出して対応した。「この患者さんは重症ではないと思っても、特に高齢者には急変はつきものなのに、夜勤は二人。その不安は大きい。毎回、夜勤では何も起こらないことを神様に祈っている」と美千代さんは話す。

経営側は包括ケア病棟に「重症患者は入れない」と約束していたが、それもすぐに反故にされ、呼吸器をつけた患者まで入院させられた。「話が違った。結局、看護師の人数が減らされただけ」と美千代さんは憤る。保険点数誘導の病棟運営のひずみを受けるのは患者だ。

そして、今までだったら、少し長期になりそうな患者も受け入れてきたが、病院側は「これからは六〇日以上かかりそうな患者さんは受け入れない」と断言している。診療報酬で、地域

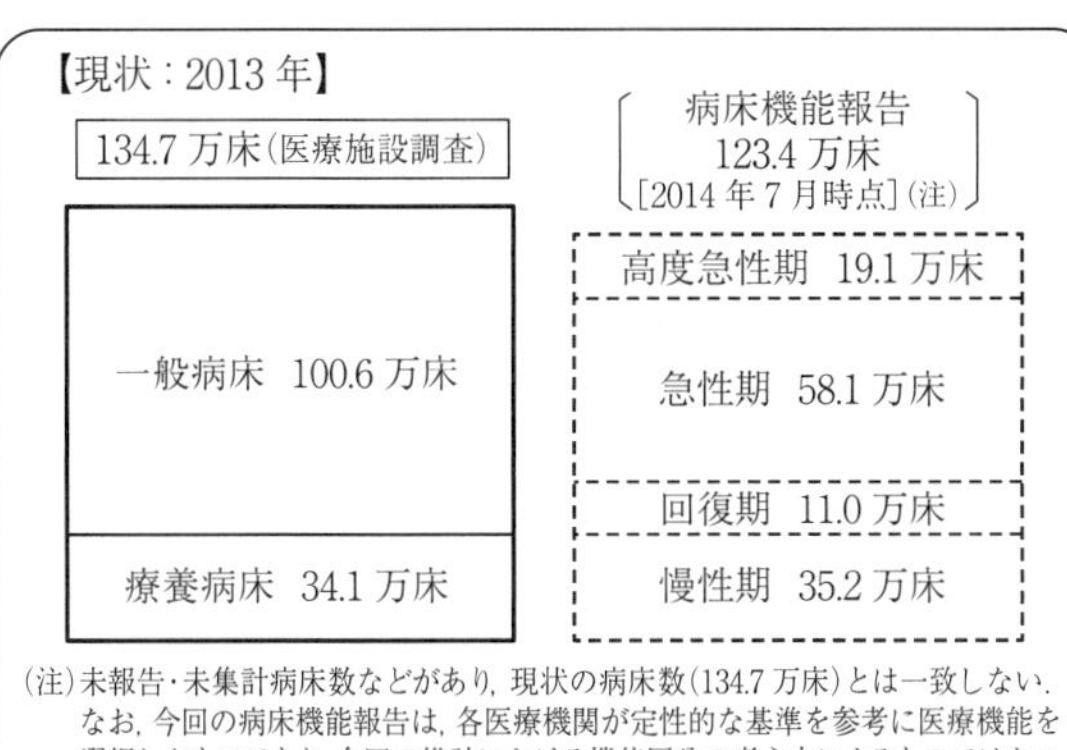

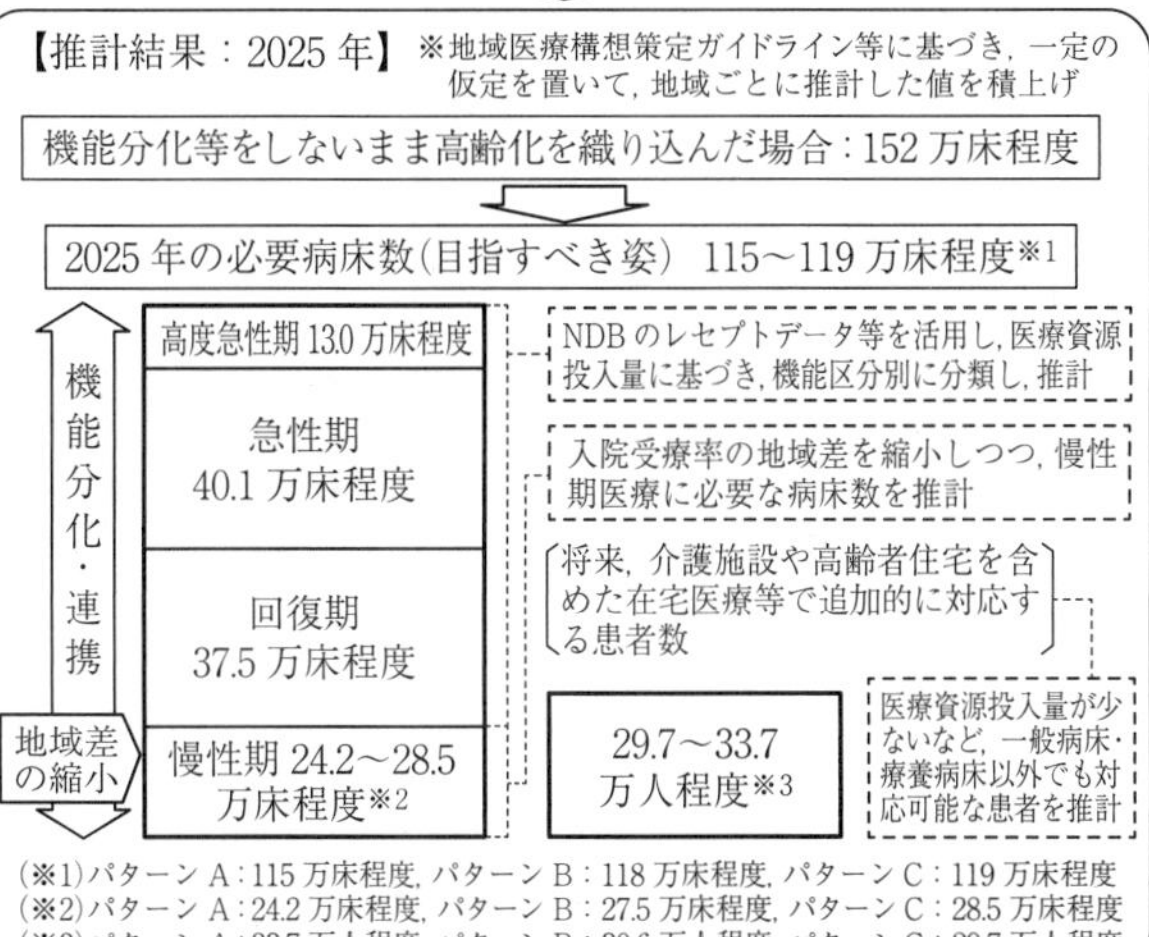

(出典)「医療・介護情報の活用による改革の推進に関する専門調査会第1次報告」(2015年6月)．

図2-3 病床が減らされていく

包括ケア病棟の入院基本料が六〇日までとされているからだ。

最近でも、美千代さんから見て「大丈夫だろうか」と思う患者が在宅医療に移行していった。中心静脈に点滴をつけて栄養をとり、気管切開をして呼吸器をつけた患者だった。家族が呼吸器や痰の吸引などの練習をして自宅に帰ったが、二〜三日で状態が悪化して再入院した。「本来なら療養病棟で落ち着いてから退院したほうがいいのでは」と思っても、制度がそれを許さない状況だ。このように、治りきらないうちに無理に退院しては、自宅で誤嚥性肺炎を起こして入院を繰り返すケースが目立っている。

「働き始めた頃なら、病気が治るまで入院して安心して帰るのが当たり前だった。今では、呼吸器が必要でも退院を迫られる。若い看護師はそれが当たり前だと思ってしまい、入院患者を見るなり、早く出て行ってもらわなければと医師に急かす始末だ。これでは、本来の看護や医療の役割を見誤り、きちんとしたナースが育たない」と危惧する。

中小病院の生き残りは容易ではない

「七対一」の厳格化と地域包括ケア病棟への変更誘導政策は、思わぬところにも余波が及んだ。

東京のベッドタウンにある病院(約二〇〇床)の事務長は「周囲の病院が地域包括ケア病棟に流れて業績が大幅に落ち込んだ」と経営の危機を感じている。

「七対一」病棟の在宅復帰率には、自宅以外に「回復期リハビリテーション病棟、地域包括ケア病棟、療養病棟、居住系介護施設等介護老人保健施設」への退院が含まれている。一六年度からは条件つきで有床診療所も含まれることとなった。

同病院は、地域の中小病院として生き残りを図るために、一般病棟の運営をやめ、早くから在宅移行強化型の「回復期リハビリ1」という病棟に移行していた。回復期リハビリ病棟入院料には、1と2があり、「1」は病棟に専従の常勤医師が一人以上、専従の常勤社会福祉士一人以上が配置されていることなどを条件に、「2」より高い在宅復帰率などが求められている。二〇一四年度の診療報酬で体制強化加算が一日につき二〇〇点つくようになり、経営にプラスになった。二〇一四年度は上半期が五〇〇〇万円の黒字となった。

しかし、周辺の大きな病院が「七対一」の厳格化によって「七対一」を維持できなくなると、こぞって地域包括ケア病棟への変更をしていった。病院内で地域包括ケア病棟という受け皿が作られ、回復期リハビリ病棟の入院期間六〇日とほぼ同じ条件となった。近隣では大型回復期リハビリ病棟が作られるなど、環境が激変。みるみるうちに患者が吸い取られていってしまい、二〇一四年度の下期に業績はがたっと落ち込み、一億円の赤字に転落した。

同病院は、精神科病棟も持っているため、そこに患者の〝集客〟を目指した。なんとしてでも患者を獲得しなければいけなくなり、どの病院でも断られる自殺未遂を犯した精神疾患の患者を受け入れるようになった。精神科病棟の四割は自殺の既往歴のある患者が占めるようになった。

精神疾患、うつ病、統合失調症の手のかかる患者に加えて、高次脳機能障害の患者も増えていった。せん妄、徘徊、暴力、暴言が多く、看護師は患者とマンツーマン状態になった。精神疾患に慣れない看護師も以前はお手上げ状態だったが、スタッフ全員で勉強し、粘り強く看護にあたると三か月もすれば落ち着いて改善に向かうようになった。

精神疾患の入院期間は平均六〇日、長くても一年は超えない。精神科病棟の入院基本料も、看護配置基準と入院日数によって保険点数が異なる。看護配置は「一〇対一」が最高額の一二七一点に加算がつき入院日数は、一四日以内が最高で一日につき四六五点、一五日以上三〇日以内が同二五〇点、三一日以上九〇日以内が同一二五点であるが、九一日以上一八〇日以内になると同一〇点に落ち込み、一八一日以上一年以内は同三点になることから、病院経営を考えると、三か月以内で退院してもらいたいところとなる。それ以上を超えると、〝儲からない〟

仕組みなのだ。

薬の調整をして在宅に向けるが、暴れたりするなど大変な患者を看るモチベーションを維持するのには苦労する。しかし、そこまでしてもベッド稼働率は約六〇%にとどまり、赤字が年間で四〇〇〇万円に上り、地域に根差した中小病院の生き残りは容易ではない。

労働組合の幹部や病院経営者らは「これは国の中小病院潰し政策にほかならない。国の思惑通りにことが運んでいる」と口を揃え、危機感を募らせている。

患者はいったい、どこに行けばいいのか。

生活指導もないままに

「追い出し」制度が奏功したのか、厚労省「患者調査の概況」(二〇一四年)によれば、入院患者数は一九九〇年の一五〇万九〇〇〇人をピークに二〇一四年には一三一万八八〇〇人まで減っている。ただ、六五歳以上の患者が占める割合は、四六%から七一%に上昇している。一四年の一般病床の在院期間は〇〜一四日が最も多く、七〇・六%を占めている。

そして、二〇〇八年の診療報酬から始まった「追い出し」以降、「在宅医療を受けた推計外来患者数」は増えている。同調査によれば、往診、訪問診療、医師・歯科医師以外の訪問を受けた患者数は、〇五年まで七万人前後で横ばいだったが、〇八年に九万八七〇〇人、一一年に一一万七〇〇〇人、一四年に一五万六四〇〇人に増えている。

診療報酬の点数通りに在院日数を短くして経営していけば、患者は治りきらないまま、病院や施設をたらい回しにされ、最終的に在宅に放り出されることになる。それを支えるのが訪問看護だが、その実態はどうなっているのか。真に病院と連携していないと、患者は状態が悪化して病院と自宅を行ったり来たりするだけだ。

訪問看護ステーションの看護師の宮田宏美さん(仮名、五〇代)は、「患者さんが落ち着いてから家に返して」と、病棟の師長と喧嘩になった。糖尿病の患者で食事のバランスが悪く、生活が乱れて、家にいると血糖値が上がる。帰宅してホームヘルパーを頼んでいてもヘルパーの訪問を勝手にキャンセルしてしまい、入退院を繰り返している。今回の入院では、たまたま退院直前に低血糖を起こして入院し続けることができた。糖尿病患者の場合、規則正しい生活や食事をさせるための教育入院という意味もあるのに、それができないまま退院させては本末転倒だ。

糖尿病の患者は二〇一四年で三一六万六〇〇〇人と過去最高を更新。厚労省「国民健康・栄養調査結果の概要」(二〇一四年)では、男女ともに七〇歳以上の四人に一人が肥満者で、「糖尿病が強く疑われる者」の比率は、七〇歳以上の男性が二二・三％、女性が一七％に上る。高齢者の持病に糖尿病が多く、在宅医療に移行すると食事などの管理が重要になる。

ある八〇代の糖尿病の女性は夫と二人暮らし。夫は妻が昼まで寝ていても構わず、インスリンも打っていない様子。家のなかは暗く、いつも窓は締め切ったままで、朝晩の区切りがついていない。退院支援には生活指導が必要だ。そうでないと、出たり入ったりを繰り返すだけとなるにもかかわらず、その患者は、一週間もたたずに再入院となった。

病棟と訪問看護を交えた退院に向けた会議では、患者がバルーンカテーテル、胃ろう、痰の吸引まで必要なのに、病棟の看護師が忙しすぎて退院二日前でも指導をしていなかったことが分かった。他の患者は、人工肛門だがパウチ（便を収容する袋）の交換が自分でできない。それでも病院は家に帰してしまう。訪問看護をあてにしているようだが、訪問看護も毎日行くわけではない。

ある九〇歳の患者は胃ろうを作られて帰ってきた。胃ろうを安易に作っていると宏美さんは感じた。その患者をみている家族が先に亡くなるかもしれない。その時、誰が面倒をみるのか病院は考えているのか。ある独居の男性は、お酒をのんで、いつもへべれけになっている。訪問看護に行くと服は脱ぎ散らかし、おしっこを漏らしている。その患者は、最近、自宅で一人で亡くなっていた。死因は不明。訪問看護は毎日行くわけではないから限界がある。

在宅の患者が入院すると、いつも同じところに褥瘡を作って自宅に帰ってくる。夜間、看護師が手薄になる間は患者の転倒を予防するためにセンサーがつけられ、患者が起きるとセンサーが鳴る。不穏（精神などが不安定な状態）になる患者は、危険な行動を抑止するため車いすやベッドに縛り付けられる。その結果、身動きができず、お尻が真っ赤になってしまう。それを在宅では、二時間は車いす、二時間はベッドなど体位変換を繰り返しながら、やっと褥瘡を治していく。

病棟の様子を聞くと、病院は認定看護師の資格をとることに躍起になっているため、看護師を長期間研修に出しては、その欠員分の看護師を補充しないことで人手不足に拍車がかかっていた。いったい、誰のための看護なのか。病棟の看護師もこう話していた。

「私たちが大事にされているとは思えない。これでは看護師は使い捨て。仕事が終わると、あの患者さん、家に帰ってどうなってしまうのだろう、と皆が心配しているが、それを同僚と話す時間の余裕がない」

今、宏美さんの訪問看護ステーションでは、看護師一人当たり月に七〇件を回っている。限界の状態だが、経営者側は「月八〇件回れ」と無理な目標を押し付けている。それで黒字になるというのだ。看護師が昼食をとる暇もなく働いているのに、一体どうやって、実行しろというのか。

訪問看護の現実

高度急性期病院が運営する訪問看護ステーションで働く水越由美さん（仮名、三〇代後半）は、「急性期病院の訪問看護は、こんなにも医療依存度が高いとは」と困惑している。

大学卒業後は一二年間、病棟で働いた。在宅看護をしっかり勉強しようと大学院で修士課程を修了してから元いた病院に併設されている訪問看護ステーションで働き始めたが、とにかく患者は管だらけ。治療が終わっていなくても家に帰されている。人工肛門をつける手術をした患者は装具がフィットしないまま退院させられ、毎日、訪問しなければならなかった。在宅で行える透析療法の「腹膜透析」をしている患者は、一日に何回も「透析液」（電解質を含んだ溶液）を交換して治療するため、在宅に移行してから最初の一か月半は毎日一日二回も訪問した。一一〇人の利用者がいるが、うち一〇〇人は緊急時訪問看護加算をとって備えている。

深夜の急変も多い。午前一時～五時頃に待機番の携帯電話が鳴ることが多い。転んで骨折した人もいれば、看取りが重なることもある。末期がんなどで、利用者のなかの約二割を看取っている。あと一週間もつと思っていても、急に血圧が下がり、呼吸停止することもあり、家族はパニックを起こしてしまう。

人工呼吸器のついている患者の入浴介助は時間がかかる。フットケアなどに力を入れたくても、バイタルチェックや状態観察で精いっぱい。ゆっくり話をする時間などない。一日五〜八件回り、緊急呼び出しがあれば駆けつける。週に一〜二日は昼食がとれない。自転車で患者の家を回る夏、熱中症になってしまって、めまいと吐き気を起こしながら利用者のケアにあたったが、まったく記憶がない状態。ゆとりあるケアができず、皆、疲弊していつしか看護が「業務」になっている。それでも、患者や家族が待っていてくれるから辞められない。訪問看護はそうした看護師の犠牲のうえに成り立っている。

「患者さんが治っていく過程を見ないまま、重症患者ばかりを担当する。もっと、患者さんに寄り添った看護がしたい」

この志も半ば、都内の訪問看護ステーションで働く看護師の新田京子さん(仮名、四〇代)は、訪問看護に限界を感じている。訪問看護は基本的には日勤の仕事。かつ、経験豊富なナースでなければ務まらないこともあり、そこにやりがいを見出せないかと、訪問看護ステーションで働くようになった。だが、足を一歩踏み入れると理想と現実は違った。

訪問看護では、京子さんは一人当たり六〇分程度、一日六軒は患者の家を回る。移動時間を考えても、慌ただしいスケジュールだ。訪問先では、「今日はどうですか？」と体調を尋ねながら、検温や血圧などバイタルサインのチェック、点滴や薬の確認、お通じの悪い人には浣腸をするなど、全身の状態に変化がないかを見ていく。

だが、それだけでは終わらない。医療依存度の高い患者が増えてきたため、そのケアも含めると、いくら時間があっても足りない。たとえば、あるがん患者はこうだ。呼吸困難に陥り人工呼吸器を使用するため、気管切開をしており、痰の吸引がかかせない。気管切開をしていることで口から物を食べられず、中心静脈栄養の管がつながれ、「胃ろう」もある。さらに「バルーン」という尿道カテーテルによる排尿もしている。がんの痛みをコントロールするため、モルヒネの代わりに皮膚に貼って麻薬成分を吸収させる「パッチ」（デュロテップパッチ）という痛み止めが適切に使われているかをチェックすることも、訪問看護師の大事な役割だ。

訪問看護は、ある意味で精神的にも辛い。寝たきりの独居生活の高齢者も多い。京子さんをはじめ、全国の訪問看護師が耳にするのは、「家族に迷惑をかけたくない。早く死ぬ方法を教えて」という切実な声だ。いわば、高齢者が自ら〝姥捨て山〟を選ぶような現実にやり切れなくなった京子さんは、「訪問看護も辞めようか。けれど、辞めたところでこの先どこで理想の看護ができるのだろうか」と悩みの中にいる。

厚労省の「介護サービス施設・事業所調査」などによると、二〇〇三年の訪問看護ステーション数は五〇九一か所、利用人数は二六万二九二五人だった。一〇年後の一三年には七九〇三か所、利用者数は四一万四四九五人となっている。うち寝たきり状態の人は一八万八九一六人と約半数を占める。一方で、一四年末の訪問看護ステーションで働く看護師は、常勤換算数で三万一一九人(実人員は三万六四四六人)、准看護師で同二九六六人(同三七一九人)と横ばい傾向だ。

二〇一六年度の診療報酬の改定では、在宅医療や訪問看護に関する変更点も多い。たとえば「在宅患者訪問看護・指導料」の保健師、助産師、看護師が行う場合に週三日までは五五五点だったものが五八〇点に変更。夜間(深夜を除く)往診だけでなく休日の往診も同じく点数がつくようになった。小児在宅医療について、これまでは過去一年間の在宅での看取り実績四件以上が要件だったが、過去一年間の一五歳未満の超・準超重症児の医学管理の実績が四件以上あれば要件を満たすこととなった。

ほか、たとえば、在宅医療で緊急往診や看取りの実績がある場合、「在宅緩和ケア充実診療所・病院加算」が新しく設けられ、ターミナルケア加算は一〇〇〇点がついた。自宅で酸素ボンベを使っての呼吸管理が必要な患者をみるため、「在宅持続陽圧呼吸療法指導管理料一」が新設され、二二五〇点つくようになるなど、重症患者をみる場合の保険点数が手厚くなった。だが、重症患者の在宅誘導とも受け取れないだろうか。それを、訪問看護の現場は少ない人数で支えきれるのだろうか。

看取りもまた……

看取りは在宅か病院か、というなかで、病院での看取りの場として注目されているのが緩和ケア病棟となる。厚労省「医療施設（静態・動態）調査・病院報告の概況」（二〇一四年）によると、同年一〇月一日時点で緩和ケア病棟がある一般病院は、七四二六施設の中で三六六施設となり、病床数は六九九七床に上る。同年九月中の患者の延べ人数は一〇万六二三五人となっている。

都心の公的病院（約六〇〇床）にある緩和ケア病棟（二五床）で働く伊藤正美さん（仮名、四〇代後半）は、「これでは、〝なんちゃって緩和ケア〟だ」と嘆く。

「緩和しますか?」と言っても、痛み止めの薬でコントロールするだけ。薬で痛みが調整できれば「いったん家に帰りましょう」または「施設を探しましょう」となる。すべて個室のため、入院すると一日一万五〇〇〇円ほどかかり、看取りまで二か月入院すると患者は一か月五

○万円も支払うことになる。入ることができるのは、十分な退職金が出た人くらいだ。入院を調整する会議では、誰を先に入れるか話し合われる。基本的にはターミナルケア(末期がんなど治癒困難な患者や家族へのケア)が必要とされる患者が優先される。

最初は在宅で看取りをしようと思っても、経験がなく家族も不安が募って迷いが生じる。SpO_2(動脈血酸素飽和度)の数値が低下しても自分では気づかず、息が苦しくても「こんなものだ」と我慢し、本人は「苦しくない」と言う。家族は死期が近づいても症状が出ないことでストレスを感じて不安が高まり、「やっぱり入院させて欲しい」と願い出ることになる。在宅での看取りは現実的ではないのではないだろうか、と。

ギリギリまで自宅か施設にいて、この病院で最後の二〜三か月を過ごす。院内の他の病棟から来た患者は長くなると病院は療養先を探し「追い出し」にかかるが、他が見つかるまで二〜三か月かかる。地域医療連携室が受け入れ先を探しても、値段の高い薬を使っていたり、服薬の量が多いと採算が合わなくなるからと、断られる。転院先で状態が悪化するとまた再入院する。転々としているうちに出戻ってきて亡くなった人もいる。患者の尊厳はいったいどこにあるのか。

病棟のベッドのうち半分は差額ベッド代をとって有料だが、半分は無料にしている。院内では、生活保護を受けている患者で治療の必要のないケースは無料の緩和ケア病棟に入れられており、まるで姥捨て山状態だという。生活保護法により、生活保護を受けている患者は医療扶助が受けられる。診察、薬剤や治療、手術、入院など一般的な医療費は保険の適用される範囲であれば本人の負担なく無料で医療を受けられるが、差額ベッド代は対象外だからだ。

患者本人の意思は確認せず、肝機能が落ちていても歩ける患者がいて、医師のあっせんで緩和ケア病棟に送られた患者がきょとんとする。看護師が忙しすぎてカンファレンスに参加できず、カルテを見ると「説明した」とあるが、実際、本人は理解していないまま緩和ケア病棟に放りだされていた。肺がんに大腿部骨折もあって入院。「がん」の病名がつけば緩和ケア病棟に入れられる。オペ後の処置をして、治癒しないうちに退院させられた患者もいる。

がん患者には経験五年以上の看護師が配置される。胸や腹部に溜まった体内の液を排出するドレーンがついていたり、認知機能が低下するからだ。病棟には、看護師から見ても「よくこの状態で生きていられるものだ」と思うような患者が少なくない。

容態が悪く、体の免疫力が低下していると、肌に触れるだけで内出血してしまう患者もいる。痛みの緩和のためにマッサージをしてあげたくても、少し強く触れると皮膚がべろっと剝けてしまって触れない。体位変換する時も、どこの皮膚なら触っても大丈夫か気を遣いながら体に触る。清拭も、そうっとそうっと。神経を使う感情労働だ。

本人が不安な時、看護師は、意識が落ちていなければ傍にいて思い出話に耳を傾け、患者の人生のすべてを肯定して見送りたい。点滴をして身体はむくみ、ぷくぷくになるが、家族は点滴を最後までして欲しい。家族がいれば家族のケアもして、心残りのないようにしてあげたい。しかし、その時間がない。話をすることも必要だと感じているが、実際に話をすれば、その内容を看護記録に書かなければいけないため、仕事が増えてしまう。夜勤が多く、日中に面会に来ている家族にも会えない。

師長を含め看護師は二二人いる。日中は、看護補助者が二人いて、役割分担をしているが、人工呼吸器や器械が三つ以上ついていれば看護師で、それ以外は助手。一人で動ける患者の入浴の介助は助手が行う。とにかく処置が多く、オペ前後の検査が多い。受け持ちの患者が五人いると三人は検査かオペだ。

看護補助者は派遣会社を通してくるが素人同然で、車いすを押したこともない。高齢者が救急搬送されたり、手術の後でせん妄を起こすのは当たり前のことだが、いきなり大声でうなったり怒鳴ったり暴れ出す、せん妄の患者を目の当たりにすると、怖くなって一週間ともたずに辞めていく。

個室の緩和ケア病棟では、患者は一人になれる気楽さがあるが、一方で寂しい。正美さんら看護師は「寝る前に足を温めてあげると落ち着いて眠ることができる」と思っていても、それができない。最期を迎えるのにやってあげられない悔しさを感じるが、せん妄で危ない患者が一〇人もいるため、転倒予防マットが敷かれてセンサーが鳴れば飛んでいくことで精いっぱいなのだ。

夜勤も辛い。パートや育児短時間勤務をしている看護師もいるため、夜勤ができるのは一八人。夜勤は二交代制で、看護師三人でこなす。夜勤は月六回に上る。通常、一六時間も拘束される夜勤は月四回以内とされるため、月六回は異常な多さだ。正美さんは若い頃より夜勤がきつくなったと感じている。夜勤手当が増える一方で、体がだるくマッサージに通うため支出のほうが多くなる。

看護師同士で支え合いたくても、夜勤が六回もあっては会えない。五年前に病棟に配属された時は、師長が気を利かせて一緒にお酒を飲み、カラオケに連れ出してくれたが、今はその余裕もない。患者が最期を迎える二〜三か月という大変な時期だけを短期間で次々に見送る繰返しとなる。家族と一緒にゆっくりケアして見送ったという達成感が味わえない。申し訳ないけれど、人が死ぬのは当たり前だと感覚がマヒして流れ作業になっていく。テレビで紹介されるような、ゆったりと患者と家族と看護師が最後を飾るようなホスピスからはまったくもって程遠い。

家族が統合失調症のケースも珍しくない。すると、説明しても亡くなったことに対して納得できず、「病院は何もしてくれなかった」と暴力を振るうこともある。老老介護でだれも看取りにも来ないこともある。決まった葬儀業者に連絡をとってあとは葬儀業者任せ。生活保護の患者が亡くなり身寄りがなければ専門の葬儀業者が来る。

患者が自宅に戻って外泊する時には、息が止まっても良いという同意を得たうえで外泊許可が下りる。ただ、もし自宅で息を引き取ると、あるいは救急車のなかで息が止まると、既に亡くなった人は「入院」できないため、救急外来で最期を迎えることになる。病棟で亡くなれば、看護師が湯灌(ゆかん)の儀式を行う。体や顔を綺麗に拭いて、服も着替え、エンゼルメイクもして見送りの準備を整える。葬儀業者が病室までお迎えに来て、葬儀場へと向かう。しかし、救急外来で息を引き取った故人は霊安室に移され、家族も霊安室に呼ばれる。もし受け持ちの患者が救急外来に来ても、病棟の看護師は抜け出して様子を見にいけない。

いよいよ看取りの時が訪れると、家族に連絡するが、そのタイミングも難しい。看取りが重なると、看護師の手が足りなくなり、仮眠どころではなくなる。家族を待ってから死亡診断をするため、実際の亡くなった時間と二〜三時間タイムラグが発生するのは日常茶飯事だ。その間、亡くなってからは基本的に何もされないで、放置されている。家族が看取りに来た場合、霊柩車で自宅の周りを回って欲しいなど患者の意向を看護師から伝える。

看取りは看護師の心にもダメージを与え、辞めていく看護師も後を絶たない。

患者は皆、家に帰りたいと願っている。ある六〇歳の男性は、会社を定年退職したばかりだった。しかし、妻には肝臓の持病があり、夫を介護する状態ではなかった。普段から家に帰りたいとは言っていたが、単に帰りたいのだと看護師らは思っていた。そこで、二〜三時間であれば外出しても良いことになったが、容態が悪化してそれも叶わなくなる。亡くなる前の日、男性は痛み止めの薬を呑み込むこともできなくなって、夜中、死を覚悟して観念したように「死ぬのは家がよかった」と打ち明けた。自分が建てた家で死にたいと思っていた。正美さんは、「もっとあの患者さんの話を聞いてあげればよかった」と悔やんだが、一方で、妻の側からすると在宅で看病して看取ることは不可能な状態だった。

こうした家族の態勢が整わないまま、国が在宅一辺倒に患者を送るシステム作りをしていることに、正美さんは大きな疑問を感じるのだった。

精神科病棟での困難

精神科病院は社会的入院を引き受けてきたと言われて久しい。精神疾患の患者が家族から受け入れられないケースは少なくない。病院間でも、重度の精神疾患であると「たらい回し」にされてしまう。

一般企業での社会人から看護師に転身した江幡美菜さん(仮名、三〇代)は、精神科病院で働くが、またここも「姥捨て山のようだ」と感じてならない。

看護学校に通っている頃から精神科を志していた。自身が企業勤めの時にうつ病にかかった影響もあった。実習の時の精神科病棟では、患者とじっくり話ができて、癒しの看護があると錯覚してしまった。ある病院の精神科病棟で実際に働きはじめると、夜間の病棟ではうめき声が鳴り響き、準夜勤の時間帯は患者が不穏になった。夜間、眠れないという訴えに当直の医師に対応してもらうが、酷い時には注射する。実習では夜勤の状態を見たことがなく、大きなギャップを感じた。

受け持ちの患者は三〜四人。「一〇対一」の看護配置基準だが、他の病院で引き受けられなくなった手のかかる患者が回されてくるため、人手が足りない。事件や殺人を犯した患者が、普通の顔をして入院している。

中年の女性が、何気ない顔で「旦那の背中を刺しちゃったのよ〜」と美菜さんに話した時にはぎょっとした。突発的に夫を刺してしまったようだった。刺された夫も普段と変わらぬ様子で面会に来る。女性は統合失調症で、幻覚が見えて「刺せと命令された」と話している。同じ部屋の他の患者が「一緒に眠れない」と訴えて、困った経験がある。

暴力もある。手を挙げられたこともあれば、暴言を吐かれることもしばしばだ。女性患者の閉鎖病棟。八〇キロもある患者が突然走ってきて飛び蹴りした。ちょっとしたことで怒って大声を発し、頭を壁に打ち付けられることも。夜勤の時、ナースステーションにいると、不穏状態になった患者がカウンターを乗り越えて入ってきて、パソコンや電話を破壊した。先輩と二人で抑えにかかったが、二〇代で力が強い。何か気に入らないことがあると、すぐに物に当たり散らし手がつけられず、看護師が女性であると四〜五人がかりでないと抑止できない。この時ばかりは、心肺停止など患者の命にかかわる緊急時にしか鳴らすことのできない「EMコール」というボタンを押した。全館にコールが鳴り渡り、男性看護師がわっと集まって患者を取り押さえた。

最近では、美菜さんは〝なんちゃって解離性障害〟の患者に困っている。解離性障害という疾患は、自分が自分であるという感覚が失われる状態となり、ある出来事の記憶がすっぽり抜け落ちてしまう。急に体が動かなくなったり、昏睡状態に陥るなどの症状が出る。ただ、その患者の場合、精神疾患とは違うもので、看護師の気を引こうとわざと倒れたふりをしていた。二〇代の女性は、自分のわがままが通らないと決まって倒れたふりをする。看護師らが駆け寄って声をかけ血圧を測って意識を確かめると気が済むらしい。それが続くと、看護師の間でも「またか」と困惑したムードが漂う。

それでも、何がその患者をそうさせるのか患者の背景を知って治療に向かわなければならない。カルテに記録される患者の情報の量は膨大だ。患者の生い立ち、家族関係、友人関係などの背景を聞き取ってサマリーを作る。一人ひとり、エピソードが違う。残業はないが、精神的に大きな負担のかかる仕事だ。

患者の症状がある程度落ち着けば、療養型の精神科病院に転院するか退院して自宅に帰ることになる。

退院を見据える頃、看護師と一緒に外出の訓練をするが、調子が良くなっていなければ出すことはできない。「離院」(逃亡すること)が怖いからだ。離院する患者は、普段から玄関の近くにいてチャンスを狙い、医師に詰め寄って退院を迫っている傾向がある。離院して自殺するケースもあるため、厳重注意となる。

美菜さんも離院された経験がある。患者が病棟を出て外来で治療を受ける必要があった。治療が三〇分ほどかかるため、その間は病棟に戻って仕事をし、治療が終わったとの連絡を受けてから迎えに行くはずだった。患者は、迎えを待つ間に逃げて病院を後にした。患者が離院すると、顔を知っている師長と主治医が捜索に出る。タクシー会社、鉄道会社、警察に連絡をして探してもらうため大事になる。そして、担当の看護師は会議にかけられ、精神的にも参ってしまう。

入院期間は三か月が目安となっている。問題を起こす患者を家族が厄介払いして引き取りの拒否をするケースは珍しくない。一度も見舞いに来ない家族も少なくない。「仕事が忙しい」「便秘や下痢が治ってから退院させて欲しい」「ご飯をきちんと食べられるようになったら退院させて欲しい」など、理由をつけては退院を拒まれる。もちろん、家族のいない人もいる。生活保護を受けていて、退院しても社会復帰できない人も多い。美菜さんは「精神科病棟に、社会の問題の縮図が現れる」と感じている。退院して装いも明るくなった患者と遭遇することに喜びを感じながら日々、やりがいをもって看護にあたってはいるが、自身もうつ病を再発して睡眠剤や抗精神薬を飲みながら働いている。

精神科病院は、これまで社会的入院を引き受けていた歴史もあるが、その評価は低い。診療報酬で定められている精神科病棟の看護師の配置基準は、最高で「一〇対一」でしかない。最低基準は「二〇対一」という低さで、現場では人手不足が深刻化している。

厚労省が毎年行っている調査の「精神保健福祉資料」によれば、精神科病院で実際にとられている看護配置で最も多いのが「一五対一」(一〇三五病院)、次いで「一三対一」(九九病院)、「一八対一」(五九病院)となっている。常勤の職員で看護師は六万九九二七人、准看護師が三万八一四一人、看護補助者が四万一六〇五人で看護師の割合は決して多くない。一方、患者の高齢化が進み、六五歳以上七五歳未満の患者が七万一一二一人、七五歳以上が八万六四二六人で、六五歳以上の患者が全体の過半数を占めている状況。アルツハイマー病型認知症や統合失調症の患者が多い。精神科病院で手足をベッドにくくりつける身体拘束を受けた患者が二〇一三年度で一万二二九人に上り、一〇年前に比べ倍増している。

入院患者の実情とまるで見合わない看護配置であっては、患者にとっても看護師にとっても辛い病院でしかなくなるのではないか。

第三章　真のチーム医療とは何か

これまで、「看護の質」が問われる現場の問題を指摘してきたが、患者にとって良い看護、良いケアの実現のため、真のチーム医療に挑む現場も存在している。多職種が連携して患者に向かう時、看護師に医療行為を移譲するのではなく、それぞれの職種がそれぞれの視点で専門性を発揮している共通点がある。第三章では、そのような個々の好事例を紹介したい。そして、改めて看護師とチームで共に働く他の職種の働き方も紹介したい。

チーム医療の促進で、救命率が大きく変わった

新生児医療のなかで注目されているのが、二〇一〇年に日本未熟児新生児学会（当時、現在は日本新生児成育医学会）が作成した「未熟児動脈管開存症（ＰＤＡ）診療ガイドライン」だ。ガイドラインに基づいたチーム医療の促進で、救命率が大きく変わるということが、関係する学会でも報告されている。

早産で、生まれた時の体重が軽い新生児に起こりやすい未熟児ＰＤＡ。一五〇〇グラム未満で生まれる子の三四％、一〇〇〇グラム未満で四八％に発症する疾患だ。

未熟児ＰＤＡとは何か。まず、動脈管とは、母親のお腹のなかにいる胎児期にある特有の血管で、肺で呼吸する必要がない胎児期には心臓から肺への血流が最低限になるように肺動脈から大動脈への抜け道になっている。そして、胎盤から送られる酸素や栄養の多い血液が動脈管から大動脈に流れやすくなっている。

胎内から出て生まれると肺で呼吸を始めるため、この大動脈が必要でなくなり、生後二〜三週間で自然に閉じていく。ただ、この時に動脈管が閉じないで開いたままの状態でいることをＰＤＡという。すると大動脈から肺動脈に余分な血液が流れ込み、肺や心臓への負担が重くな

ってしまう。大動脈への血流が減少することで、心臓から遠い臓器の腸管や腎臓が血流不足になる可能性が出てくる。早産だと本来はまだ胎内にいて動脈管が必要な時期に当たるため、生まれても動脈管が自然に閉じにくくなり、未熟児動脈管開存症になると、肺の出血を起こしたり、腸管や腎臓が血液不足で壊死したり、尿を作ることができなくなってしまう。

発症率は、胎児がいつまで胎内にいられたかによって変わり、在胎週数が短く体重が軽いほど高い発症率となっている。一〇〇〇グラム未満の早産児の四八%に治療が必要とされている。呼吸が苦しくなったり、尿が出なかったりし、心不全が重症化すると脳出血などの合併症や死亡につながる。心臓に雑音が聞こえ、エコーやレントゲン、心電図の検査で分かり、投薬や手術で治療する。心疾患に多いとはいえ、NICU(新生児集中治療室)すべてに心疾患の専門医がいるわけではなく、死亡率や予後に違いが出てしまう。

周産期医療の現場、とりわけNICUでは「障がいなき生存」がテーマになっている。同じ薬を使ってもどのNICUに入院したかで成績が一〇倍も違うという施設間に差がある現状を受けて、日本未熟児新生児学会の当時の発案で極低出生体重児の診療ガイドラインが作成された。東京女子医科大学母子総合医療センターの楠田聡所長(新生児科医)の下で、英国国立医療技術評価機構で出産などのガイドラインを策定した経験を持つ森臨太郎氏(現在は、成育医療研究センターの政策科学研究部長)と、未熟児動脈管開存症の専門家の豊島勝昭医師(神奈川県立こども医療センター新生児科科長)らが中心となり作成を進めた。全国一二〇施設にアンケート調査を行い、患者家族の意見も反映されている。

東京女子医科大学病院の母子総合医療センター周産期研究事業支援室の西田俊彦助教(新生児科医)は、「施設によって死亡率が一〇倍も違うことを現場の医師や看護師はあまり気づいていない。病院として治療実績をデータベースに提供していても、自分たちの診療の結果が全国のなかでどのくらいのレベルか知らないことが多い。チームの質を保つためにはガイドラインやワークショップの有効利用が必要だ」と話す。

未熟児PDA診療ガイドラインでは、たとえば「低出生体重児の診療において、水分過剰投与は未熟児動脈管開存症の発症率を増加させるため、避けるべきであるか?」という質問に対して推奨グレードを「B」とするなど、判断に迷うような三三項目についてEBM(科学的根拠)に基づいた推奨度合をA、B、Cでランク付けしている。これをもとに、個々のケースで新生児の状態や家族の価値観、スタッフの経験値なども含めて治療方針を話し合う。当初は医師のためのガイドラインだったが、その後多職種に広がった。

二〇一二年二月から豊島医師が中心になって全国の四三施設での協力のもと多職種混成のチ

ームを結成して、ガイドラインを活用した質改善ワークショップを開催し、その成果を共同研究で分析中だ。ワークショップでは、チューター役の医師が一緒になって訪問先の苦手分野をみて、ガイドラインと診療方法にギャップがあれば、なぜそうなのかを一緒に考えていく。診療結果から得意／不得意な分野をプロファイル。そのチームに合った改善行動計画を自分たちで立てる。

一日の前半で組織の分析を行う。職場が和気あいあいとしているのか、とにかく結果を重視するのか、手順を重視するのか。質問票を使って組織文化を可視化していく。スタッフ間のコミュニケーションについても分析。後半ではグループワークを行う。医師一〜二人と看護師五〜六人で、たとえば、感染症や敗血症を減らすためにどうしたらいいのかなどを話し合う。医師と看護師が連携してワークショップすることは珍しいという。最後にグループごとに発表。トップダウンでするのではなく、自分たちで考えて取り組むことに意味があるという。病院には情報を共有する会議はあっても、何をすべきか意見を言い合う機会は少ない。ワークショップを行って、初めて医師と話したという看護師もいて、医師と看護師の壁を取り払うきっかけにもなる。

ある施設では、ワークショップを行う前と後で未熟児ＰＤＡの死亡率が一〇％から三％に低下した（全国平均は約五％）。豊島医師はこう話す。

「未熟児ＰＤＡは、多岐にわたる早産児の治療の根幹になる。一部の医師に任せるのではなく、ＮＩＣＵ医療チームで診療方針などの総意を形成し、質の向上を考えることで救命率が上がる。医療の底上げをするため、職種や世代や施設の垣根を越えて、苦手なところを確認しつつ、質改善の方法に智恵を出し合い、一緒に取り組む意味は大きい。マニュアルを作るだけでは医療の質は向上しない。手技や手順を覚えても、なぜその処置をするのかの意味や、気をつけるべきポイントを理解しているのとしていないのではその効果は異なってくる。

チーム医療でないとリーダーの力量に治療の結果が左右されてしまう。医師はこの薬をこのタイミングで指示するなど業務の「見える化」が必要で、チーム全体のレスポンスタイムが早くなると結果が変わってくる。看護師がどういう時に医師を呼ぶのか。医師と看護師が話し合って決めることが大事であると実感している」

ワークショップの現場では、▽約二年の間に血流感染が六例から〇例に改善した、▽ＩＶＨ（中心静脈栄養）が一六・六％から七・五％に減少した、▽チューブにつながれた状態でも家族と一緒にオムツ交換ができるようになった、▽慢性肺疾患が激減した——などの変化が起こっている。現在、ワークショップを行った四三施設のデータが解析されているところだ。豊島医師は「今後は、患者家族と医療者がチームとして治療効果や副作用を一緒に確認していくような〈シェア〉という姿勢が求められる。それが、よりよい診療や医療安全をもたらす」と期待している。

厚生労働省でも、周産期医療の分野では地域や職域を超えて連携を強めるプロジェクトが進められており、チーム医療の推進に期待がかかる。医師と看護師の協働について、前出の西田助教はこう語る。

「医療行為としての業務分担は職場によるところがある。医師によっては外来をしながら病棟もみなければいけない。お産が難航すればオペ室にも行かなければならない。このような体制では、当然、看護師がマネジメントしなければいけない部分が大きくなる。NICUは長期入院も多い。退院後の生活の難しさもある。重症のお子さんでも無事退院できたなら、今度はかかりつけ医を確保し、気管切開のカニューレの交換やちょっとした発熱の対応ができる体制が必要。訪問看護や患者さんを世話する家族が休むためのレスパイト入院を含め、医療資源が増えれば子どもたちも在宅に移行できる」

現場が求めているのは業務の移し合いではなく、医師や看護師を増員するなど各職種がきちんと患者をみることのできる、適切な人員配置なのではないだろうか。

周産期医療における多職種連携

東邦大学医療センター大森病院総合周産期母子医療センターの与田仁志教授（新生児科医）は、「周産期医療は多様な職種に支えられ、チーム医療の縮図となっている。患者ニーズを満たすために医師と看護師・助産師以外の職種が必要となる」と強調する。

周産期とは、妊娠二二週から生後七日未満までの期間を指すが、もともとは、妊婦は産婦人科が、新生児は小児科がそれぞれを診てきた。晩産化の影響で、不妊治療で多胎妊娠が増えるなど、妊娠異常を起こしやすいハイリスク妊婦が増加したことを背景に、産婦人科と小児科が連携を強め、「周産期医療」が浸透してきた。

たとえば、ハイリスク妊婦が切迫早産などの妊娠異常を起こせば、MFICU（母体胎児集中治療室）で治療を受け、出産、産後の新生児に何か異常があれば院内または連携する他病院のNICUで一連の医療をスムーズに受けられるようになってきている。なかには、妊婦の脳出血などで脳外科との連携も強化されるケースもある。お産の前後は何が起こるか分からない。お産の進み具合によっては、新生児が危ない状態で産まれることもある。産科と小児科は切り離せない。周産期医療が母子の命を救うことになる。

以前は、多くの先天性心疾患のある赤ちゃんは生まれた後で見つかり、十分な治療ができないまま命を落とすことも多かった。しかし、現在では、超音波検査の技術が普及し、より高度になり、胎児のうちに疾患を見つけることができるようになった。それにより、産科と小児科が連携することによって、産後すぐに治療を始めることが可能になってきた。

与田教授は、胎児エコー診断の権威で、学会などで講師になると会場には人があふれ返っている。周産期医療では胎児の診断と治療、新生児の治療の連続性が大切だと、大学でも病院でも人材育成に力を注いでいる。同教授は「NICUはマニュアルが効かない。疾患の特性だけでなく、患者さんの家族の状況もまちまちである。正確な判断ができるかどうか。その子に何をしてあげればいいのか、その時に多職種の連携が不可欠となる」と指摘する。

胎児のうち、あるいは生まれてすぐに疾患があることが分かった家族の心理的なダメージは大きいものだが、医師も看護師も業務に追われてケアに十分な時間がとれないことも少なくない。たとえばそこに、臨床心理士がいるだけで家族にとって大きな心の支えになる。

理学療法士(PT)も早くからリハビリに携わるようになった。呼吸器理学療法が着目され、人工呼吸器をつけている子どもに対するPTのケアにも、診療報酬で点数がつくようになった。薬剤師も診療報酬で加算がついたことで、病棟に配置されるようになり、現場でミスが減るなどの効果などが出ている。臨床工学技士(ME)、栄養士、作業療法士(OT)、言語聴覚士などの職種も今やチーム医療に欠かせない存在だ。

また、家族が孤立しやすいなかで、虐待が起こって小児病棟に子どもが入院する場合もある。そうした時には、医療ソーシャルワーカー(MSW)が欠かせない。周産期は社会的背景が複雑なケースが数多くあり、臨床心理士に加えMSWが必要となる。患者は病気については医師から聞けるが、この子をどうしたら良いのかという、治療にかかわらない部分を受け止めることができる。障がいがある場合、退院が難しいケースもあるが、国や東京都などがNICU入院児支援コーディネーターを重要視し始め、制度も作られ、周産期医療のなかに配置されるべき職種が多くなっていることを、現場の医療職は日々、感じている。

先述の与田教授は、「それでも看護師の仕事はたくさんある。医師と同じことをするのではなく、看護師でしかできない入院児のケアに集中してほしい。家族ケアやディベロップメンタルケア(NICU入院児への発達ケア)などは看護師の目線でないと家族の期待に応えられない。これらを看護師が担い、赤ちゃんにとって快適な発達に良い環境を作ること」を期待している。

そして、「医師の業務の軽減は、医療行為の移譲というより大量の医療文書の業務を減らすことではないか」と話す。医師にとって書類の業務は負担が重く、診療が終わってからの残業になりやすい。病院内に文書課が整備され、医療秘書によって用意された書類をチェックしてサインすれば良い状態であると医師もずいぶん楽になるという。

「産婦人科や小児科は激務で敬遠されがちだが、医師の仕事の大変さはどの診療科でも同じ。医療者の根本に命を救いたいという「マインド」がある限り、周産期医療には大きなやりがいを見出すことができる。胎児や新生児の疾患には原因も治療法も分からないものもあり、これからの発見や開発が可能な領域で、そこに魅力もある。また、激務を担う若手の医師自身が心穏やかでいられるような精神状態を維持していないと、患者さんの治療もうまくいかない。若手が日常の小さなことにも喜びを感じ、活き活きと生活し、バーンアウトすることなく長く活躍できる場を作りたい」と、与田教授は語る。同病院では、複数主治医制をとって医師が疲弊しないようにしている。

医師の間にも看護師のような交代制勤務が必要なのではないだろうか。

子どもや家族に寄り添えるチャイルド・ライフ・スペシャリスト

さらに、同病院の小児病棟では、チャイルド・ライフ・スペシャリスト（CLS）という新たな職種が活躍し始めている。

職能団体のチャイルド・ライフ・スペシャリスト協会の会長でもある原田香奈さんは、二〇〇八年七月から東邦大学医療センター大森病院小児病棟でCLSとして働いている。看護師はどうしても入院患者や退院する患者の対応、手術や検査への送り出し、バイタルチェックや投薬などに追われて、ゆっくり患者や家族に向き合えないと実感。子どもや家族への精神面への看護や家族看護に興味を持ち、子どもの心理発達や社会的支援について本格的に勉強しようと、それまでいた大学病院を五年で退職。二〇〇五年から〇七年にかけて米国に留学して認定資格試験に合格してCLSになった。

一九二〇年代に北米で始まった「チャイルド・ライフ・プログラム」は、病院に入院する子どもと家族のための心理・社会・教育的なプログラムとして発展した。病院という環境のなかで、子どもが抱える不安やストレス、恐怖をやわらげ、子どもが本来持っている頑張る力を引き出すようにサポートする。親かきょうだいを含めた家族を支援し、子どもと家族を中心とした医療を目指している。

米チャイルド・ライフ・カウンセルがチャイルド・ライフ・スペシャリストという認定資格試験を行っている。日本では二〇一六年現在、二九施設で四〇人のCLSが小児病棟などの場で活動している。具体的には、検査や点滴・採血などの処置のサポートに入る。病気や検査、手術など子どもが体験する医療について、絵や人形と医療器具を使って実演しながら説明する。これを「プリパレーション」(説明と心の準備)と呼び、何も知らされない、何も分からないままで不安や恐怖を感じながら治療を受けるのではなく、その子どもなりに理解・納得して治療などに主体的に向かえるようにする。また、治癒的遊び(セラピューティック・プレイ)と呼ばれるもので、子どもの抱えるストレスを軽減させる。人形やおもちゃ、実際の医療資材を使って遊ぶ「メディカル・プレイ」を行うことで、医療処置や病気や身体に関する教育的な遊びにもつながる。

家族と離れた闘病生活のなか、自分の感情を表現できず抱え込んでしまわないよう、医療や遊びを通して子どもの体験や思いを確認したり、ストレスを発散させていく。必要に応じて、検査室や処置室のなかまで付き添うこともある。CLSは直接医療行為は行わないため、子どもや親が相談しやすい関係となり、チーム医療のなかで多職種との懸け橋になる役割もある。

前述の原田さんは病院の小児病棟のなかで、主に乳児から一五歳までの約五〇人の患者を対象に活動している。朝は全員の部屋を回り、検査や処置の確認と治療などの支援、グループ遊びや個別の遊びにも付き添う。昼食は皆で食べながら楽しい時間を過ごし、子ども達の様子や変化を観察する。病院では医療職に会っただけで緊張して身構えてしまうものだ。子どもも親も不安。その心をほぐして、その子らしくいられるようサポートするのがＣＬＳの役割だ。子どもの精神、心理、社会的な背景に専門家として接する。看護師でない視点で子どもと家族にかかわる。まず面会に来ることの多い母親とじっくり面談をして、その不安を取り除かないと子どもも落ち着かない。そこで、心理的・精神的な問題が大きいと判断すれば心理士や精神科につなぐ。毎日、継続してそばにいるＣＬＳの存在は信頼関係を構築しやすく、多職種で連携しながら子どもや家族に寄り添える家族中心医療を実現できる。

採血や点滴、注射は子どもにとってトラウマになりやすく、大暴れ、大泣きすることが多い。医師と看護師が二人で抑えてやっと処置することもある。小児病棟では、ＣＬＳが採血や点滴のプリパレーションで、人形や医療資材を使って子どもに説明をする。すると、腕を動かさない約束を守ってスムーズに採血できるようになる。

動かないことが子どもにとっての役割と医療者への協力であり、感情を溜め込ませないよう、「泣いても痛いと言っても良いんだよ」と声がけをしている。三〜四歳の子どもでも、医師と患者としての信頼関係は構築でき、処置の必要が理解できれば、「○○をされる」という受け身ではなく、協力して自ら取り組めるようになる。

「病気と長く付き合わなくてはならない子どもには、その場限りのごまかしは通用しない。

医療者と患者さんの関係が構築されないと小児医療もうまくは進んでいかない」と原田さんは感じている。

全国から子どもたちが治療に来るが、多くの子どもが、心臓がどこにあるか、なぜ透析をしているのか、なぜ酸素吸入が必要かなど、理由が分からないまま治療を受けていることもある。CLSが身体の仕組みや治療の必要性について説明することから始める。それがないと、ただ不安になって怖いだけ。手術後は薬を毎日飲むなどの自己管理も続く。そこにつなげていくには、その子が自分の病気や医療を理解しないといけない。

腎移殖が必要な場合は二〜三か月の入院になり、白血病だと一年近くになる。病室での子どもたちの関係作りも重要だ。他の病院では、大部屋でもベッドの周りをカーテンで仕切ったまま、親以外の同室の子どもと会話をすることも少ない。それぞれがベッドの上で静かにゲームをしているが、子ども同士が仲良くなることが大事だ。ケアを行う時以外はカーテンを閉めず、子ども同士が交わるよう意識的に声をかけたりする。カーテンで仕切られ、シーンと静かに過ごしているのは本来の子どもの姿ではない。仲良くなると、互いに思いやり、誰かが手術の時には応援して「いってらっしゃい」「がんばってね」「私もやったよ!」と励ます姿が見られるようになる。保育園か幼稚園のようにわいわいとした病棟だと、面会に来た母親にとっても和やかで良い環境になる。

もともと看護師である原田さんは「看護師に求めるものは、観察力。病態や状況をしっかりアセスメントして、全体的にとらえられる力が必要だ」と話す。

たとえば、お腹が張って便が出ていない。なんの治療をしていて、どんな薬を飲んでいるのか、ベッドの上で寝たきりになっていないかを総合的に見て判断しなければならない。水分が足りないのか、運動が足りないのか、薬のせいなのか。

「看護にできることはたくさんある。しかし、看護師の世界は人手不足であまりに忙しい。三年以内に辞める看護師が多いようでは、力がつかない」

チーム医療の目覚ましい効能

医療の環境が激変するなか、生き残りに必死な中小病院でも、患者へのケアの質を高めようと、いち早くチーム医療に取り組んでいるところもある。

埼玉県三郷市の江戸川河川敷のほとりにある、みさと協立病院（一八〇床）の病棟を訪れると、廊下ではセラピストと一緒に九〇歳近い女性がニコニコしながら歩く練習をしている。女性は、くも膜下出血を起こして手術を受けた。最初は寝たきりでまったく食事もできなかったが、入院して一か月でスタッフと談笑している。通りかかった看護師らが笑顔で声をかけると、女性は機嫌よく答えている。

同病院は、精神科病棟をもち、地域の病院として一九八〇年代から高齢者を積極的に受け入れてきた。三郷市は全国でも上位の高齢化率で要介護者も急増している。高齢者が増えれば当然、病気にかかる率も増え、医療と介護を合わせたニーズが高まる。慢性期病院として「こころとからだ」の「総合診療」を目指して、精神科と内科を合わせ、人を全人的に診るため、セラピストを増員して地域での生活を援助する医療を強化している。退院後にきちんと生活できるような「退院支援」チームを強化するため、セラピストを二〇〇八年の七人から一一年には三四人体制にしてチーム医療に力を入れている。

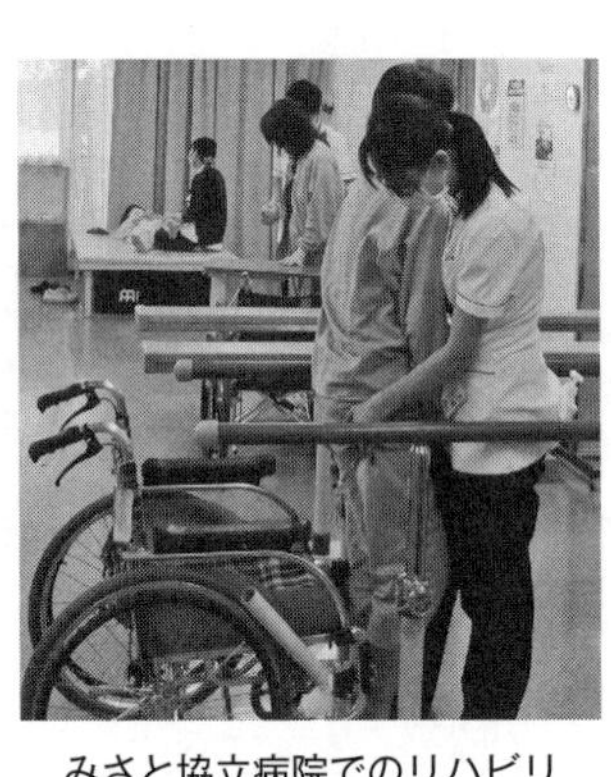

みさと協立病院でのリハビリの様子（埼玉県三郷市）

元倉福雄院長は「診断や治療は医師が行うが、慢性期病院には、既に急性期病院で診断され治療を受けてきた患者さんがくるため、任務としては看護師のケアの役割が大きい。さらに、退院後の生活を見据えた介護職などセラピストの役割も大きい」と言う。大葉清隆事務長（当時、現在は法人事務局次長・診療所担当理事)も、「時間をかけてかかわる慢性期こそチームの力が発揮されやすい」と、多職種連携に余念がない。

脳梗塞を起こしてリハビリがまだ難しい患者や、高次脳機能障害でリハビリを拒否するケースもあるが、セラピストを中心にできるところから始める。身体機能の評価はチームでみなければ分からない。看護師やケアワーカー、医師たちが一緒になって集団で検討し合いながらリハビリの目標を決めていく。それというのも診療報酬の改定でリハビリ職が専門職として明文化され、分担と協働が進んだからだ。

急性期は入院日数が短く、本来は急性期で終えるはずの治療が慢性期に食い込んでいるなかで、患者は「治してほしい」という段階で転院してくる。作業療法士の松本哲也さん(当時、現在は事務長)は、「かかわりを重ねていくと、『きっと右手はもう動かない』と感じはじめ、スタッフもその気持ちを受け止めながら、どうリハビリを展開していくか共有していかなければならない」と語る。

病棟にOTも入るようになると問題意識を共有しやすくなるという。患者の身体能力を見ながら、リハビリを組み立てられる。リハビリ室だけにいたのでは見えないこともある。患者が病棟に戻って動かない時、実はリハビリをしすぎて疲れていたこともあったという。

松本さんには、チーム医療だからこそ見えたことがある。失語症のある患者が常にベッドであぐらをかいて下を向いていた。自立してトイレに行けるのにオムツのなかで排尿している状態であることが気になっていた。その患者は夜中に、尿で濡れたパッドを看護師に投げつけた。その行為だけ見れば暴力的だととらえてしまうが、なぜそうした行動をしたのかをチームで考えると、それは自分でトイレに行きたいという「自己発信」だったと気づき、きちんとスタッフが誘導すれば自分でトイレに行けるのではないかと捉えて、トイレ介助に注意するようになった。

同病院でリーダー的な存在の牛尾幸子診療技術部長・薬局長は、「トイレに自分で行きたい、歩きたい、ご飯を食べたいという患者の意思を尊重してケアするのがチーム医療。寝たきりにするのは簡単。残った機能をどう高めていくのかがチーム医療の質の部分となる」と話す。

回復期病棟に配属されている理学療法士の女性は、「認知症の患者さんが顔や名前を覚えてくれると、毎日頑張っているかいがある。在宅は難しいだろうと思った患者さんが回復してどうにか退院できた時には達成感がある」と話す。

患者に家族がいない、あるいは家族がいても頼れない場合には退院できず、リハビリが進まないこともある。それでも家に帰るしかない場合は、どうにか安全に暮らせるように自宅を訪問して環境設定を行うこともある。一人暮らしの場合、風呂場や脱衣所が危ない。家のなかの動線を確認して転ばないような動作指導を行ったうえで退院に向けている。

管理栄養士の堀井三四郎さんも、患者の抱える背景の複雑さを感じている。糖尿病のある一人暮らしの患者が退院して、自宅で菓子パンばかり食べてしまって血糖値が上がって戻ってくることもある。例は少ないが、一人暮らしの患者と外食をしてみて、一緒にファミレスのメニューを見ながら、塩分の量に気をつけるポイントをアドバイスすることもある。買い物にも同行してレトルトのご飯を買うのではなく、米を買ってまとめて炊いて小分けにして冷凍するなどのアドバイスをすることもある。

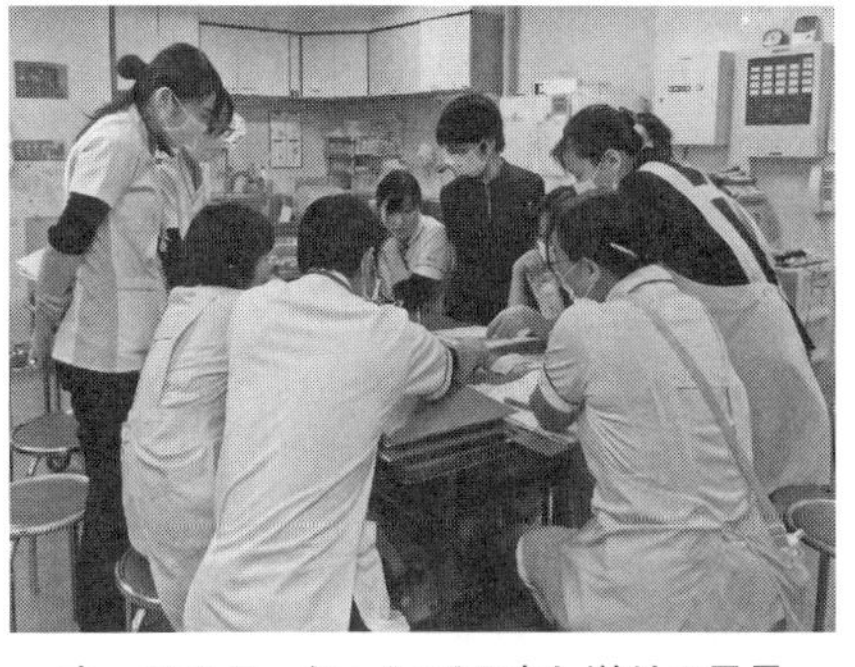

ナースステーションでの申し送りの風景
（埼玉県・みさと協立病院にて）

入院中は食欲のない人が多い。それが胃の大きさによるのか、気持ちの問題か、薬の副作用かを多職種で連携して見極める。堀井さんは、「食事を美味しいと思って食べてもらえるよう工夫できると、その患者さんの人生の一部になれた感じがして、喜びを感じる」と話す。

セラピストや管理栄養士が活躍する一方で、病棟では薬剤師も大きな役割を担い始めている。二〇一二年の診療報酬の改定で、病棟薬剤業務実施加算が新設された。これを受けて、みさと協立病院では、同年四月から常勤薬剤師七人体制をとって各病棟に薬剤師を配置した。薬剤師は病棟で申し送りをすませたあとで、注射の準備や皮膚の処置を行い、回診なども行う。入院患者の面談を行い、持参薬を確認。薬局でのカンファレンスでは各病棟での副作用や薬剤情報を交換する。

牛尾薬局長は「精神状態も落ち着かないまま転院してくる患者さんは少なくない。急性期病院で複数の診療科からたくさんの薬が処方されてくることが多く、そうした持参薬を整理して重複する作用のあるものを減らす提案を薬剤師が行っている。「ポリファーマシー」(多剤併用)の削減が薬剤師の大きな役割となる」としている。

持参薬が多量なケースは、入院中に減量を図る。自宅で自己管理する場合、服薬回数をできるだけ減らす。家族が管理する場合などには、日中に家族がいないときには朝と晩でいいように調整する。病棟薬剤師が始まって四年が経ち、その効果が出てきた。

症候性てんかん、糖尿病、高血圧の六〇代の男性は、けいれん予防のために三種類の抗てんかん薬を転院前から飲んでおり、ほとんどベッドの上で寝ていて呼びかけに目を開けて反応する程度だった。薬による過鎮静を考え、薬の量を減らしたところ、会話ができるようになり、車いすを自分で走らせることができるようになった。

若手の薬剤師、福尾香奈さんも「転院してきた時に二〇種類もの薬を飲んでいた患者さんがいた。それを退院するまでに半分に減らすことができた時は、患者さんは安心して退院し、自分も安心して送り出すことができた。薬を中止したことで、排尿がうまくいかなかった患者さんの症状が改善した例もある」と言う。

薬の調整を図ったことで、リハビリ時の動きが鈍くなったり、嚥下機能が落ちたりすることもあれば、逆に良くなることもある。患者の様子を毎日看ている看護師から情報収集して薬の調整をしていく。精神疾患があり、薬に過敏に反応する患者の場合などには、薬の色や錠数が変わっただけで拒否反応を示すこともあるため、薬の変更の説明は機械的にはできない。医師と看護師との連携は不可欠だという。福尾さんは「症状が出たからといってすぐ服薬すれば良いものではなく、精神的なフォローで対応する部分も出てくる」と言う。もともと統合失調症やうつ病であれば本人も薬の必要性を理解できるが、高次脳機能障害で本人にとって突然起こった病気だと服薬を受け入れられないケースもあり、対応は一辺倒にはいかない。

そうした背景もあり、薬剤師と多職種とで、モニタリングを試みている。痛み止めを使った時に、めまいが出るか、看護師がモニタリングする。薬を飲んで眠くなる、リハビリ職から食事の時によだれが出ることが増えたなどの報告があれば、薬剤師が主体となって薬を調整する。牛尾薬局長は「それを繰り返していくと、チームで自信をもって薬の評価ができるようになる。薬剤師が身近にいると看護師も相談しやすくなる。医療の質を上げるためにも、有効に安全に薬を使うためにも医師が「薬出しといたよ」だけでなく、薬剤師が細かな説明をすることが必要。薬剤師も看護師から薬が効いていそうか様子を聞くことで、医師に処方の提案ができる。すると、看護師の自信にもつながる」と指摘する。

病棟薬剤師が配置され、こうした日々の取り組みが奏功してきている。薬剤師による医師への処方提案採択率は約八割にのぼる。薬剤に関するインシデント(ニアミス)件数は、二〇一一年四月〜一二年三月と二〇一二年四月〜一三年三月を比べると二割ほど減少している。

職種間で教育の場となるのが、多職種による回診だ。通常は院長などを筆頭とした医師たちによる回診が行われるが、同病院では院長回診に必ず薬局長、リハビリ職、栄養士、薬剤師、看護師が同行する。ベッドサイドで患者をみながら医師から状態の説明を受け、各職種がそれぞれできることを考える。

回診では、思わぬ発見もある。同じ職場で働いていても職種が違うと〝言葉〟が通じないことがあるという。たとえば、医師は統合失調症の患者を略して「シゾ」と呼ぶが、一年目の薬剤師にはそれが分からないこともある。OTなら慣れている麻痺の尺度で「ブルンストロームステージ」というものがあり、そのつもりで「麻痺はステージⅡです」と言っても、他の職種から分からないと言われることもある。「麻痺は重度です。感覚障害が軽いです」と言ったほうが伝わる。回診で多職種や学生がそれぞれの領域で使っている専門用語について意味を尋ねると、皆が意味を理解するきっかけになる。医師も改めて素人でも分かるように説明するようになるため、理解度が深まる。日常のなかで、ちょっとした教育回診になる。

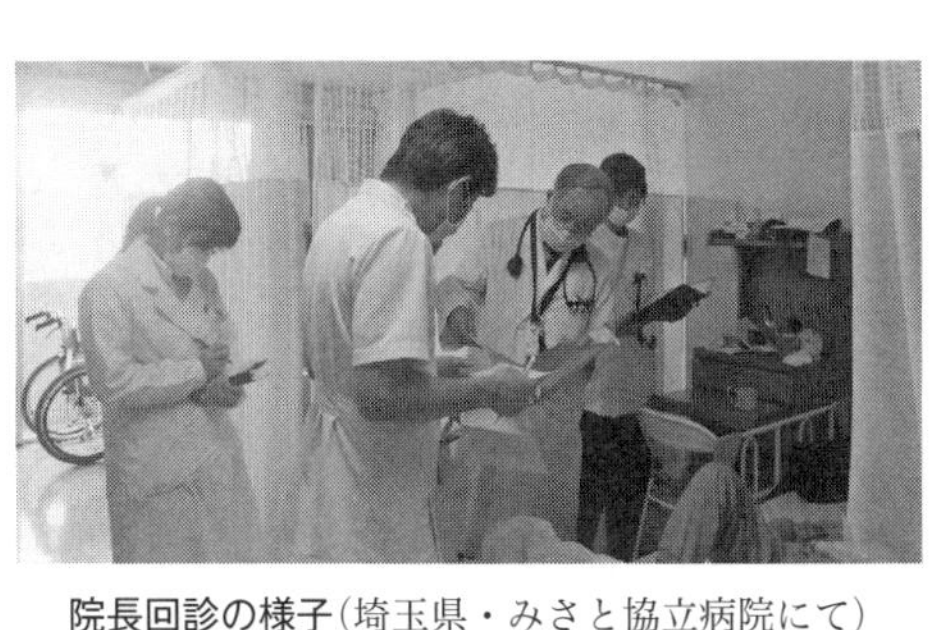

院長回診の様子（埼玉県・みさと協立病院にて）

多職種回診では、家に帰るのか、施設に転院するのかというゴールに向かってチームで考えていく。障がい者病棟のベテラン看護師は、「脳梗塞を起こしたからといって胃ろうを作ることは簡単だ。しかし、当院では少しでも食べたいという患者さんの願いがあればそれを見逃さない。どうしたら援助できるかをチームで考える。スプーン一さじを三〇分かけて様子を見ながら食事介助することもある。状態が安定するまでは、食事介助を介護職がするのではなく、看護師が行うなど連携を図る」と話す。

また、通常であれば、回復期になれば「リハビリして良くなろう！」とモチベーションが上がるものだが、認知症や高次脳機能障害の患者はまず、「なぜここに自分がいるのだろう」という後ろ向きな気持ちから始まり、スタートが違うため、患者の状態について各職種が一緒にみることは重要となる。

慢性期はずっと続く病気でもあり、回復していく過程もある。その慢性期でやりがいをどこで見つけるか。療養病棟では厳粛なターミナルケアもある。職員のモチベーションの維持・向上のため、症例発表会を行い、確認し合っている。

ＩＣＴを活かした在宅医療

在宅医療を受ける患者が増えているにもかかわらず、在宅医療の人材は増えず、まったく追いつかない状況である。バーンアウトして辞めていくケースも多いなかで、在宅医療へのＩＣＴ（情報通信技術、ＩＴと同義）導入と多職種連携を進めて注目を集めているのが、東京都世田谷区にある桜新町アーバンクリニックの在宅診療部だ。

遠矢純一郎院長は「在宅医療は〝アウエーの医療〟。基本的には一人で患者さんの家に往診に出て、状態が安定していれば一～二週に一回の方針だ。さまざまな病気や障がいを抱える高齢者が対象のため、急な病状の変化が生じることも少なくない。二四時間いつ起こるかわからない緊急コールに対応するため、いつでもどこでも患者さんの情報にアクセスできる仕組みが必要だ」という。そこで同院長は、二〇〇九年にクリニックの在宅診療部を立ち上げるのと同時にiPhoneを使って患者のサマリーファイル（病気や治療歴の情報を記した文書）を開くシステムを導入した。

ソフト会社と共同開発した、クラウド型地域医療支援システム「ＥＩＲ」を活用することによって、iPhoneやiPad、Android端末、通常の携帯電話でも利用できるようなシステムを構築した。診療記録、患者の基本情報、処方医の記録、病歴情報などが一人ずつファイルにまとめられ、いつでも閲覧でき、どこにいても情報を書き加えられる。臨時の往診の連絡があってすぐに行かなくてはならない時、患者の住所情報も入っているため、それが地図で表示される機能もある。

iPhoneはタッチパネルのため、操作が簡単で、電話連絡はもちろんインターネットも使え、文書作成や画像、ＰＤＦファイルも閲覧でき、パソコンとの連携もできる。各スタッフが患者

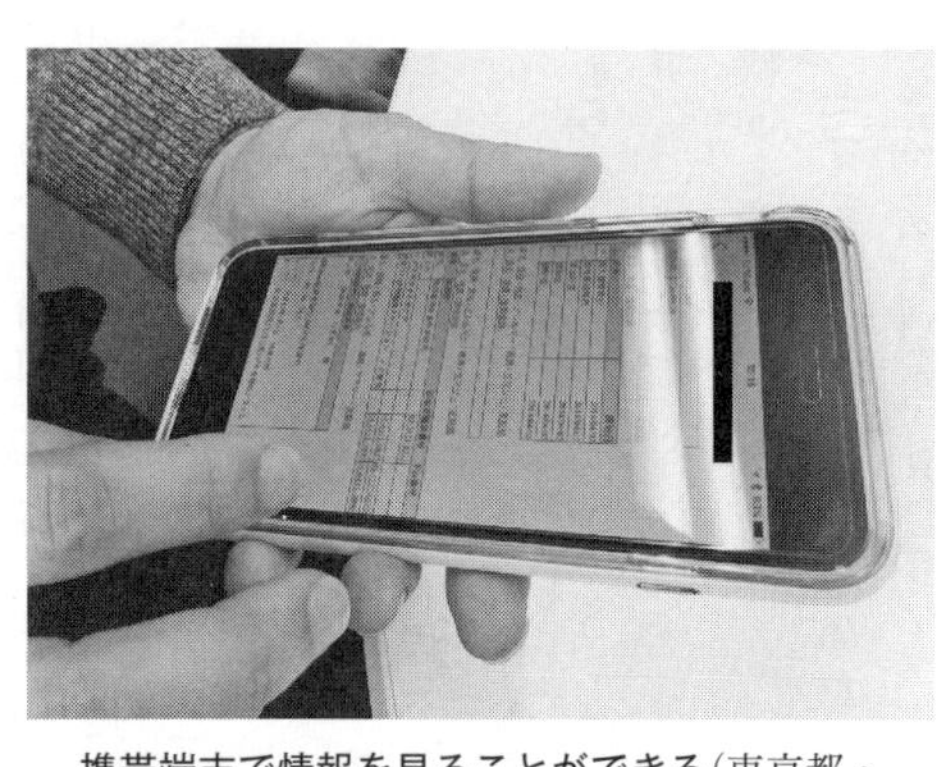

携帯端末で情報を見ることができる（東京都・桜新町アーバンクリニックにて）

の情報を記録することや他のスタッフに申し送りをすることはもちろん、忘れないように「やることリスト」を管理・共有もできる。

緊急時にいつでも情報を見ることができるほか、病院搬送の際に病院側にファックスで送らなければならない診療情報提供書をiPhoneから直接ファックス送信できるようにした。

一般的には、在宅医療を受ける患者の自宅に「連絡ノート」が置いてあり、往診する医師や看護師、訪問看護ステーション、訪問介護のスタッフそれぞれが、ノートに患者の様子やケアの内容などを記録し、それを訪問した時に見て情報を共有する。そして、同じ内容を自身の職場の記録にも書かねばならず、二度手間になってしまう。さらには、緊急時に別の場所にいれば患者の情報を確認する時に職場に戻るか、外から連絡を入れなければならず、迅速な対応が難しい。

生活の場となる在宅医療で必要な要素は、いつでもどこでも情報を発信し、アクセスできること。患者に何かあった時に「対応できない」という選択肢を示すのではなく、どんな形ならできるかをスタッフ同士で、すり合わせる。深夜や早朝、患者が呼吸をしていないとなると、家族も緊張する。「その時、いかに私たちが迅速に対応できるか。そうした緊急時の対応も、ＩＣＴシステムが担保する」と遠矢院長は語気を強める。

カメラやビデオ撮影ができることも大きな役割を果たしている。撮影した患部の写真や保険証情報はメールでクリニックに送信され、電子カルテに転記される。たとえば、独居の高齢者宅に訪問ヘルパーが行った時に、患者が動けないとする。転倒して傷があった場合、ＩＣＴだと写真で傷の状況を見て医師が指示することができるようになった。情報が共有されることで、次に訪問するケアマネジャーや看護師が福祉器具を持っていく準備をすることができる。

二〇〇九年当初は、遠矢院長とナースケア・ステーションの片山智栄所長(看護師)の二人での在宅診療部のスタートだった。だんだんと患者とスタッフが増えて、七年目の今は常勤が五人で非常勤が五人、看護師一二人に他の職種も交じえた体制で患者三五〇人をみている。患者が増えれば、カルテを書くだけでも一苦労だ。同クリニックのカルテとＥＩＲはシステム間が連携しているため、転記などの手間も省け、患者の家族にもプリントアウトして渡している。

また、医師による電子的診療記録の作成をより簡便にするため、ディクテーション(テープ起こし)という方法を取っている。医師は訪問診療を終えたあと、移動の車中でスマートフォンに診療報告を録音、音声データをクラウドにアップロードする。それを在宅ワークしている看護師スタッフ(いわゆる潜在看護師)がテープ起こしの要領でテキスト化している。これにより、医師のデスクワークの時間を減らし、本来の仕事である医療行為に集中できるようにしている。

在宅医療では多職種連携に重点が置かれ、情報の共有がカギとなる。

遠矢院長が九二歳の男性患者の往診に行った時、その男性はどうも元気がなかった。もし、ぐったりしていて朝食もとれていないとなると、肺炎など何らかの病気の合併を考えたが、特にその所見も認めなかった。「なぜ今日は元気がないのだろうか」と思いながら、訪問看護師に「ちょっと様子に気をつけて」と申し送った。その後に訪問入浴のスタッフが入った。入浴してさっぱりすると少し気分が上向いた。入浴介助をしたスタッフが「今日は、患者さんの好きな演歌を話題にするといい」と訪問看護師に伝えた。看護師がその演歌をキーワードにして会話を始めると表情が良くなり会話が弾むと、お通じが出てなかったことが分かった。それが元気の出ない原因だった。排泄ケアをすると、たくさん排便できて、患者は普段の元気を取り戻し晩御飯をすべて食べることができた――。医療にできることは限られているが、こうした医療と介護のチームワークにより、患者の生活が支えられている。

片山さんは、「介護職が大事にしている生活支援や自立支援と、医療者が見ているＱＯＬ（生活の質）の向上や治療成績の向上とは視点が異なる。互いの情報をどう読み取るか、活用できるかが質の向上に寄与している」と話す。

たとえば、介護職から「お通じがないです」と言われた時に、看護師は、いつから出ていないのか、固くて出ないのか、食事がとれているかどうか、薬の副作用で出ていないのかなど、必要な観察をいくつも考える。介護職がオムツ交換をした時に、オムツ交換した事実だけでなくお通じについての記載があると、看護師のアプローチが変わる。看護師は看護するにあたり、患者の情報から問題点を理論的に分析する「アセスメント」を行う。一週間も排便がないようであれば浣腸などの処置が必要になる。オムツ交換したその時だけの状態を指して、ただ「便が出ていません」との報告だとアセスメントに必要な情報収集が不十分になるという。

片山さんは、「医師と看護師は信頼関係のもとで役割分担があるから結果が出る。連携がいいと、患者さんが楽しく過ごすことができる」と話し、遠矢院長も「看護師は医師の補助としているのではない。医師は医学的に何が必要かしっかり担保することが土台になるが、それもＱＯＬを看護師が支えてくれるからこそできるもの。医師が医療で命を守り、看護師や介護職のケアで生活を守っていく。それぞれがプロフェッショナルだ。それぞれが力を発揮するためにも、情報共有が欠かせない。ただ、ＩＣＴを導入しただけでは活性化にはつながらない。ヒューマンネットワークがあって初めて機能する」と指摘する。

医療の現場の連携は、職種間の他に施設間の連携も重要なものとなる。同クリニックでみる患者の八割ががん患者で、そのほとんどが終末期のがんである。在宅医療に移行して一か月半から二か月で看取ることが多い。重症患者が多く、退院前のカンファレンスで病院スタッフからは、二時間おきの痰の吸引や一日数回の注射が必要という病院ならではの医療処置をそのまま自宅で行うことを要求されることもある。それを如何にダウンサイジングして、自宅で継続可能なかたちにしていくかが重要だ。たとえば点滴の数を減らすことで痰も減ってくることもあり、過剰な医療でかえって患者を悪化させている場合もあるという。

片山さんは、「大変なことの方がクローズアップされがちだけれど、喜びの部分を広く伝えたい」と意気込んでいる。

同クリニックは二〇一二年から厚生労働省と世田谷区と連携しながら「認知症初期集中支援推進事業」のモデル事業を行っている。同事業では、四〇歳以上で自宅で生活している認知症が疑われる人、認知症で医療・介護サービスを受けていない人を対象に、医療と介護の専門職が家を訪問して約六か月の間、自立生活に向けたサポートを行う。一三年度から正式に事業化され、認知症初期集中支援チームは一八年度からすべての市町村で設置される予定だ。

認知症初期集中支援事業は半年の期間限定でおよそ月一回程度の訪問のため、そこで信頼関係を構築するのは容易なことではない。しかし「やり方はある」と片山さんは断言する。

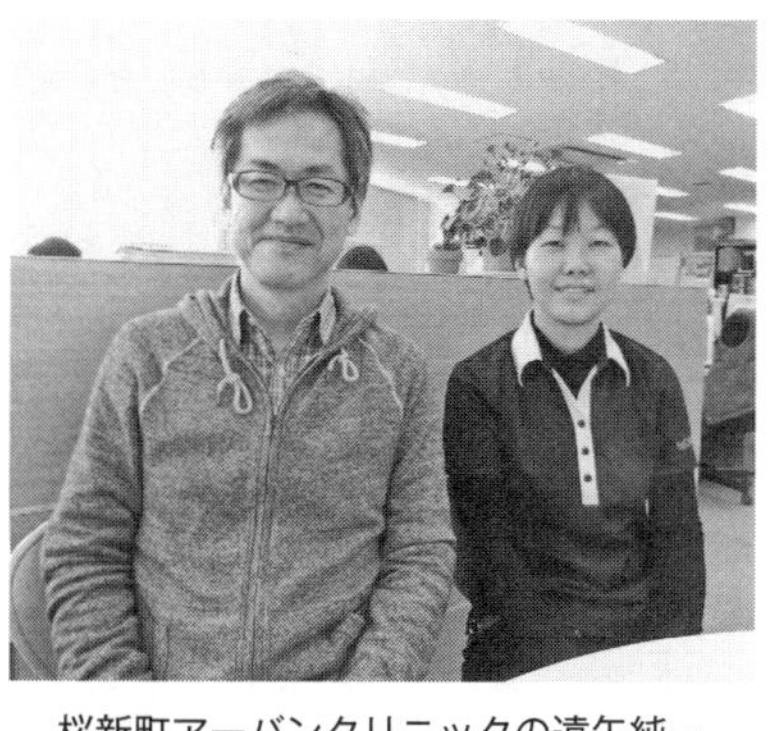

桜新町アーバンクリニックの遠矢純一郎院長（左）とナースケア・ステーションの片山智栄所長

片山さんが訪問したある認知症の高齢者は、玄関を開けてくれなかった。インターフォン越しでも話をしてくれない。家族から情報を集めて、五〇歳くらいの息子の友達のふりをした。「小学校の時、ここに寄らせてもらいましたね」と、その人の関心のあるキーワードを交えて話すうちに、その人が心の扉を開いてくれるようになった。片山さんは「他者とのかかわり、社会性が回復すると認知症の症状も緩和されることがある。五感を刺激する、服の色を気にしたり、一緒にお茶を飲んだりする経験が記憶に残りやすくなる」と言う。片山さんが「こないだのお茶が美味しかったね」と話すと、認知症の人に笑顔が出て、孫必要だ。

の話題にもなった。その人の世界に入り込み、話を合わせていくうち、最後には客間に通してもらってお茶を出してもらえるようになったという。こうした地道な取り組みが在宅医療には必要だ。

そもそも遠矢院長が在宅医療を始めたきっかけは、二〇年以上前に遡る。病院で勤務していた当時、四〇歳の女性の患者が急性期病棟に入院していた。肺がんの末期で呼吸が困難で酸素吸入も必要な状態。「家に帰りたい」と訴えられたが、まだ在宅医療というものがない時代だった。その女性が家に帰ることはできないと内心思いながら「元気になってから帰りましょうね」とお茶を濁していた。

夫も少しでもいいから家に帰らせてあげたいという。その熱意に押されて、酸素ボンベを積んで救急車に同乗して自宅に連れ帰った。家には小学校の高学年の娘がいて、女性は家に帰るなり娘を呼んで台所に立ち、味噌汁の作り方を教え始めた。遠矢院長は、その様子を見て、「この人は、あと少しの命だと察して娘さんに料理を教えたかったから、あんなに家に帰りたかったのだ。もし、あのまま家に帰すことを許可しなかったら、娘さんに料理を教えたいという機会を奪ってしまったことになる。患者さんにとって最後の希望だったのだ」と胸が打たれた想いがした。そして、思った。「医師がついていったから家に帰ることができた。それも医療の役割だと思った。医療が寄り添うことで、たとえ病気そのものは治せなくてもその人の希望を叶えることができるかもしれない。そうした医療も必要だ」

どの患者も病院を退院して在宅医療に移行すると、元気になることが多いという。「それぞれにドラマがあり、生きる力が在宅にある。そこを支援したいと思っている」と遠矢院長は語る。片山さんも「(在宅医療は)その人の人生の過程と向かい合う尊い仕事。「ありがとう」「助かった」「最期を家で過ごせてよかった」という言葉はかけがえのないもので、在宅医療の意義を感じる。在宅医療や訪問看護を志す仲間が増えることを願っている」と語る。

在宅医療の広がりには地域の連携が重要だと、同クリニックの在宅診療部では毎月、地域向けの勉強会を開いている。

緩和ケアでやりがいを感じるとき

在宅療養への移行も進む中で、その患者に家族が必ずしもいるわけではない。地域のサポートが必要とされているなかで、在宅医療に関する啓蒙活動が広まりつつある。

三重県四日市市で二〇一一年六月に設立された「明日の地域医療を考える住民の会・あした葉」。地域医療や在宅介護を考える市民団体である。市内の病院に勤める看護師の伊世利子さんが発起人となり会長を務める。会員は現在、約六〇人。市内在住で地域医療や看取りに関心のある人が参加している。

看護師としての伊世さん自身のテーマが終末期医療だった。機会あるごとに勉強会に出ていた。その中で、二〇〇九年に若手の医師が市内で初の緩和ケアを中心とした在宅診療所、いしが在宅ケアクリニックを開設して、一人で奮闘していることを知った。「その医師を支援したい」という想いが、あした葉を作ったきっかけとなった。

メンバーのうち中心になって活動しているのは約一五人。なかには現役の看護師もいて、働きながら家族を看護、介護中の人もいる。そうしたメンバーのなかにも、自分の気持ちを聞いて欲しいと、行き詰まりを感じている人もいる。その胸の内を誰かに聞いてもらえるところはあるのだろうか。あした葉はそうした気持ちを和らげる場でもある。

四日市市の在宅看取り率は、二〇一四年で一七・八％と、全国平均の一二・八％を上回っている。最期を自宅で迎えるためには家族だけでは難しい。地域で支え合う体制が必要だと、二〇一五年から「緩和ケアボランティア養成講座」を開催して、地元の往診医師や看護師、尊厳死協会の理事などを講師に招いて学習会を行っている。年に八回の講座で参加費は一万円。地域でのこうした学習会の開催はまだまだ珍しい。

筆者は、二〇一六年一月に行われた「緩和ケアボランティア養成講座」第二期の初回講座を訪れた。四日市羽津医療センターの一室で行われ、この日、主婦や定年退職者、介護や医療関係で働いている約一五人が参加した。

この日の講師は、いしが在宅ケアクリニックで勤務している平山将司医師。同クリニックは地域での往診を重ね、二〇一五年は三一〇人の患者を在宅で看取った。うち二三〇人ほどががんだった。

平山医師は講座でまず、二〇一四年の死亡の原因を示した。がんが二八・九％、心臓疾患が一五・五％、肺炎が九・四％。肺炎はのみ込みが悪くなることで胃に入るべき食べ物が肺へ行ってしまうことで起こる病気だというような基本的な病気の説明がされた。

治療について、転移がなければ手術をし、転移があれば化学療法や放射線療法で進行を遅らせる。半年前は元気でも、亡くなる直前は衰弱していき、亡くなる一～二か月前には病院に行くことが難しくなり、最期の一～二週間ほどは完全に寝たきりになる。その亡くなる一～二か月前が在宅医療で対応する時期。治療の方法、使用する医療機器や薬の種類などを写真や統計データを用いて説明していく。介護度によって、電動ベッドや痰吸引器のレンタルもあることが写真などを用いて紹介された。

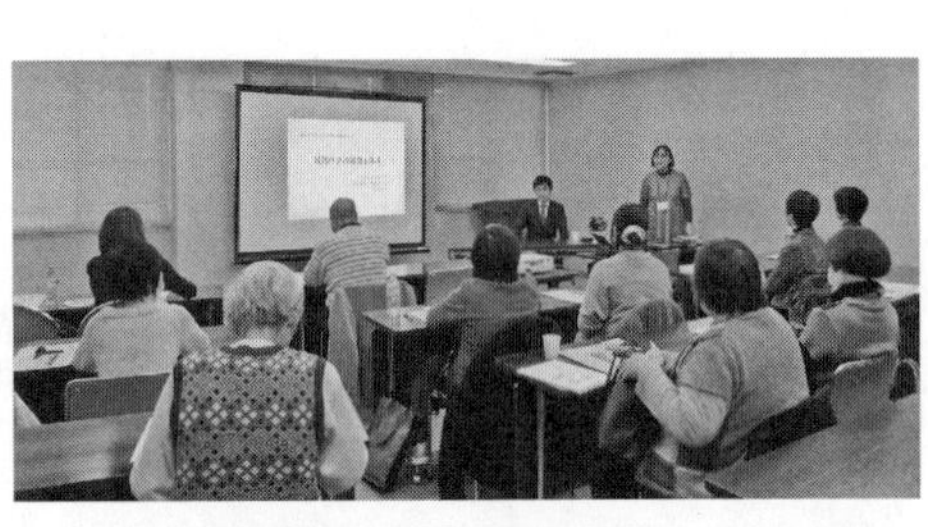

「明日の地域医療を考える住民の会・あした葉」の市民講座の様子（三重県四日市市）

末期がんは介護が必要になってから亡くなるまでが短いため、その分、家族も頑張ることができる。平山医師は、「患者さんはＱＯＬが改善して楽しくなると免疫が活性化して良くなったりすることもあります。話を聞いてあげるだけで緩和ケアになります」と穏やかに話した。

死が迫ると、床ずれができやすくなるためクッションなどを利用して安楽のポジションをとる。痛み止めの副作用で、ぼーっとしていると水を一気に飲んでしまって肺に水が入って誤嚥を起こしてしまう。排尿、排便が難しくなって処置が必要になる。タッチケアを行い、優しく触れるとオキシトシンが分泌されて患者の痛みや不安が和らぐ。嘔吐、吐血、高熱が出る。口にねばねばしたものが溜まって呼吸するとゴロゴロ音がなるなどの症状が出ると死前喘鳴といって、本人は夢を見ているようで苦しくないが耳は聞こえている。数十秒、息ができなくなる。

「こうなったら医師がいても何もできない。安心できるように声をかけるだけです。患者さんにはこんなになってまで生きていてもしょうがない、私だけなぜ？という想いがある。患者さんの奥にある想いに接して耳を傾け、一緒に悩むことが大切です」と、締めくくった。

参加者のなかには、「数年前に義母を看取ったホスピスが人間らしく過ごすことができた。自分も家族の相談にのることならできるかもしれないとボランティアをしようと考え、勉強をしたいと思った」という五〇代の女性もいた。

平山医師は、「病院では医師も一人ひとりの患者さんに時間をかけられないが、在宅であれば向き合うことができる。医師が週一回の往診で、看護師やヘルパーが週三～四回訪問する。多職種が家族に代わることのできる存在になることが大事。家族の安心につながる。患者さんとの一期一会は貴重なもので、先生に診てもらって良かった、病院に行かないで治してもらえて良かったという声がやりがいにつながる。弱っている時に病院に行くのは大変。工夫次第で在宅で治す知恵があるものだ」と話した。

伊世さんは「核家族化が進み、身近に人を看取っていない。笑顔で送り、家族はやりきった想いで「ありがとう」と言って別れる。怖いから見せないのではなく、小さな子どもにもバトンタッチする。そうした在宅療養になるといい」と展望を語り、「元気なうちから、最期をどう迎えたいかエンディングノートをつけて自分で決める力をつけて欲しい。人間として最期は誰かの世話になる。自分ひとりでは死ねない。素直に生き、できることをするほうが良いのではないか」と提案している。

＊

あした葉のメンバーでもあり講師も務めるがん性疼痛緩和認定看護師の山口裕子さんは、訪問看護と病棟の経験を持つ。働いている病院で配属されている地域包括ケア病棟では、骨折したり、手術後で家での生活に自信のない患者、老老介護をしている人などが多いという。地域包括ケア病棟では本人、家族、医師、看護師、介護福祉士、理学療法士、薬剤師や地域のケアマネジャーなどが集まりカンファレンスを重ねながら六〇日間のうちに、不安を少しずつ取り除き自宅に帰ることを目標に退院調整していく。

山口さんは、「認知症のある患者さんが多く大変でも、毎日のかかわりは楽しい。うまくかかわることができるときちんと回復して次第に表情も変わり発語も増える。目を見て話し、体に触れながら優しく声をかける。認知症は不安が強くなるため、この看護師なら安心だ、見守ってくれると思ってもらえるようにする」と目を輝かす。嬉しいね、楽しいね、大丈夫だよ、と乳幼児に接するように前向きな言葉で声をかけていくと、それまでできなかった入浴ができるようになったケースもあった。入院した時には、話さず、目も合わせてくれない患者でも、一週間でも一生懸命に寄り添うと変わっていく。食事に興味がなく何も食べない状態でも、看護師とコミュニケーションがとれると、自分でごっくんと飲み込むこともできるようになるという。

「看護の視点は、その人の一番安楽なことを考えてケアすること」

地域包括ケア病棟では、積極的治療から緩和ケア中心の医療にギアチェンジになった看取り期の患者も受け入れている。

がんの手術を受けたが再発し、抗がん剤治療も効果がなく治療を断念し終末期を迎える患者がいたとする。他の急性期病棟から地域包括ケア病棟に移る時に、患者は「ああ、もう死ぬのを待つだけだ」と、見捨てられた気持ちとなり傷心であることが多い。病棟を移る前から医師や看護師は患者を訪問し「待っているからね。ゆっくり過ごそうね。安心してきてね」と声をかけ温かく迎える。心をこめてケアをし、最期の時期に「この病棟にきて良かった」と本人や家族から言われることは、看護師にとっても励みになる。

「人は亡くなる時に好きな家族や安心できる職員に見守られて死にたいと思っている」と山口さんは確信に近い想いを抱いている。信頼している看護師が勤務している間に、患者が亡くなることが度々あるというのだ。一生懸命に寄り添い、心が通じると、自分の勤務の時間帯に息を引き取るのだという。

ある患者が連休前に山口さんに「今日は何時まで勤務ですか」と聞いた。「夕方までですよ。明日から私は三連休ですよ」と答えると、その患者はうなずき、二時間後に状態が悪化して亡くなった。他の患者は一二月三〇日の夕方、主治医と山口さんの二人を呼んで「今日寝たら、このまま意識が戻らないことはあるか」と尋ねた。常々、家族に迷惑をかけずに死にたいと言っていた。そして「今日は怖いからずっと寝つくまで傍におってくれ」と頼む。山口さんがカルテを病室に持ち込んで仕事をしながら付き添い、安心した様子で「寝るね」と言って、夜一〇時にいつも飲んでいる睡眠薬を飲んで、そのまま翌日に永眠した。山口さんはこうした看取りを一〇〇人も経験している。

「緩和ケアは技術面より患者さんに寄り添う心が必要。看護師になって三〇年以上が経ち、つくづく感じるところだ」と山口さんは話す。

この病院の地域包括ケア病棟では、急性期病棟のような刺々しさがなく、心に余裕を持って患者と接することができる。看護師はみな、患者に優しく声をかけている。他の病棟は毎月のように誰かが辞めていくが、患者とある程度ゆっくりかかわれるせいか、病棟の離職がゼロだという。

三年ぶりの外出をサポート

人生の最期をどう過ごすか。在宅医療にはケアする側にとっても学ぶことが多い。それは看護師を目指す学生にとっても同じことがいえる。

千葉県流山市にある勤医会東葛看護専門学校の学生を継続的に取材し、その後を追った。二〇一二年四月、筆者は訪問看護の実習に同行し、一日を追った。その日は、学生五人が訪問看護の現場に入っていた。

同市内にある「たんぽぽ訪問看護ステーション」のベテラン看護師は、移動中にも学生たちに語った。

「家族の介護力が乏しいなかで、話をすることだけでも患者さんのケアにつながる。決められた一時間の中でやることはたくさん。なかなか利用者さんの願いまでは、叶えてあげられないが、学生の実習が入った日ならできることもある」

朝八時四五分。朝礼が始まりスタッフの出欠確認。全員で患者の状態などについて報告がなされる。

「Aさん、膀洗、陰洗のときに自分ではまったく動けません」「Bさん、往診したら心不全の疑いで入院になっています」「Cさん、腹水が溜まっても痛い治療（穿刺）はしたくないということです。ラシックスとアルダクトンの薬の量が増えました。妻にだけ、吐血で命を落とす覚悟もしてくださいと、今後起こりうることを話しました」「Dさん、次回はお別れパンフレットを家族にお渡ししてください」「Eさん、肝臓が弱っています。脳症で厳しい宣告を受けました。悪化しても二度と病院に行きたくないと言っています」「Fさん、退院するので初回訪問です」――など次々に確認事項が挙げられる。家族の状況にも踏み込む。

三〇分ほどで終わり、スタッフはそれぞれの訪問先に散っていく。看護師と男子学生がペアになり、三年前から寝たきりの男性Aさん（九一歳）宅に向かった。Aさんには、高血圧、前立腺肥大症、右膝関節症、慢性心不全、静脈血栓症などがある。

看護師が家に着くと、「今日は朝ごはん、何を食べましたか」など、話しかけながら状態を観察していく。体温、血圧、血中酸素濃度、脈拍などのバイタルサインのチェックを行い、Aさんの手をとり「手は、あったかい？ ちょっと末梢の循環が悪いかもしれないね」と言いながら、そっと手をさすった。聴診器で胸やお腹の音などを聞きながら、「今日は学生さんがいるから、午後、外出できますよ。久しぶりの外ですね」と微笑みかけた。

そうした話の合間にも、尿の出は良いか、睡眠はとれているか、食欲はあるかなど、様々な状態観察を行っている。横についていた学生も、「部屋が少し暗いのでカーテンを開けましょうか？」「お腹をマッサージしましょうか？」と積極的に声をかけていく。Aさんは、自分が大工で働いていたことを話したり、古本屋に行くのが好きなことを話しながらケアを受けている。そうしながら看護師が膀胱洗浄を行い、便の溜まり具合を見ながら体の向きを変えてみたり。「ちょっと、張ってますね」と言いながら浣腸をすると、排便された。Aさんはまだ「出が悪いんだよね」と話を続ける。看護師が「さっき、私のげんこつくらいのお通じが出たけど、もうちょっと踏ん張ってみますか？」とやりとりするうち、あっという間に一時間が過ぎていく。

時間が足りず外出ひとつとってもなかなか実現できない。Aさんにとって三年ぶりの外出を実現したいという想いが学生チームに芽生え、昼休み、学生はいったん学校に戻って、Aさんの外出方法について作戦を練っていた。ひとことで外出と言っても、寝たきりの高齢者を部屋から連れ出すのは簡単なことではない。

Aさんの家は部屋の出入り口が狭く、段差もある。学生らは、「救命用の担架で運べないか」「車いすを部屋に入れてAさんを乗せたまま運び出せないか」と、模索していた。実際、車いすに学生が乗ってみると、四人がかりでやっと持ち上がり、寝たきりの大人の体を移動させる困難さを改めて感じた。実際の段差や玄関の幅、動線を考え、誰がどこを持てば安全かなど話し合った。

午後、Aさん宅に学生五人が向かった。寝たきりが続いたため、ベッドから降りた時、車いすに乗った時など、何か動作をする度に何度も血圧とSpO_2を確認するなどのバイタルチェックを行い、万全を期した。四人がかりで寝たきりの状態の体を起こしてベッドに座ってもらった。ベッドに腰かけ、足を下ろした状態でバイタルチェック。五分様子を見て、もう一度バイタルチェック。学生が靴下を履かせようとしたら自然と足が上がり、学生が「あれー、上がるんだー」と目を開いた。五人が「せーのっ」とAさんを車いすに移譲。「息は苦しくないですか」と問いかけると「大丈夫！」と力強く答えた。

昼休みの予行演習が奏功し、無事にAさんは外に出ることができた。五人がかりで部屋から玄関を出るまでに、実に三〇分かかった。途中、こまめにバイタルサインをチェックし、万全を期した散歩を始めると、帽子をかぶったAさんの表情は明るくなり、これから満開を迎える八重桜を見ながら会話が弾んだ。途中で「足が痛い」と訴えると、学生が「血液の循環が悪くなったかもしれないですね」と、姿勢を変えた。

一四時四〇分にスタートして一五時二〇分頃に家を出て、一六時過ぎに帰宅。ベッドに戻って最後、一六時半にバイタルチェックするまで、合計一一回もバイタルチェックをしながらの外出。健康であれば特別なことではない、外に出たいという希望を叶えることがいかに難しいか。それを学んで学生は学校へ帰っていった。

学生が学んだのは、外出というイベントからだけではない。最初に訪問に行った時には、Aさんの足は開かず、まったく動けずに四苦八苦した。ところが、普段から来ている訪問入浴のスタッフが訪れると、足は曲がり、腰を浮かすこともできる。「初めて行った自分たちでは不安だから足が硬直したのではないか。信頼関係のある人が来れば、安心して体が動いたのではないか」ということを学んだ。

実習を通して学べること

看護師の国家試験が終わり、卒業間際の二〇一三年二月、学生三人に看護師を目指したきっかけなどの話を聞いた。うち二人は社会人からの転身組だった。

高橋理典(としのり)さん（当時二九歳）は、もとは精神保健福祉士（精神科ソーシャルワーカー）として精神疾患向けのデイケアで働いていた。看護師とペアになって患者を看ていたが、脳血管障害など合併症が多く、急変する患者もいれば、亡くなる人もいた。精神・心理の勉強はしてきたが、一日に二五人もの患者を受け持つなかで、きちんと、その人の全体まで見ることができているのかと疑問を持ち、医療依存度の高い患者を看るには、看護師になることが良いのではないかと考えた。

岡野康幸さん(仮名、当時三三歳)は、元プログラマー。労働環境が厳しく、長時間労働が当たり前の業界。三か月連続で月三〇〇時間を超える労働時間も珍しくなかった。月給三〇万円に残業代がついたが、これでは続かない。将来、結婚などを考えると、時間はお金では買えないと思い、転職を考えた。ただ、当初、医療に関係のない自分が患者のオムツ交換なんてできるのだろうかと不安があったが、いざ、入ってみると、特に苦にはならなかったという。

木村俊さん(当時二二歳)は、高校一年の時に母親が脊髄小脳変性症(運動失調の症状が出る神経疾患)で、寝たきりになり介護が必要になった。気管切開をして呼吸器をつけていたため、自宅で痰の吸引の必要もあった。胃ろうもつくっていた。父親がトラックの配送業で深夜に仕事でいないこともあり、自分が痰の吸引を行った。高校三年生で就職を決める時、母の入院した病院の看護師が優しく、自分も志すようになった。実習が始まり、他の職業をしようなんて思いつかないほど夢中になった。奨学金を学校と病院それぞれ月八万円借り、育英会からも。合計で月二〇万円を借りながらの通学だった。

実習で何を学んだのか。高橋さんは「夕方は記録や申し送りがあって看護師は忙しい。けれど、夕日を見ていた患者さんに近寄って「何してるんですか」と優しく声をかける看護師もいて、そういう看護師を目指したいと思った」と話した。木村さんは「患者さんは看護師が忙しいと感じると、痰が詰まっていても、それを取って欲しいと頼めない。忙しいなかでも患者さんや家族のことを考え、患者さんに気を遣わせない看護師になりたいと思った。ケアする時の声かけが大事」と言った。岡野さんは、小児科の実習で脳性麻痺の五歳の子どもを担当した。一歳まで入院してやっと在宅に移行したが、入退院を繰り返している。その子は会話ができない。胃管があり、処置も多かった。看護師がケアの方法を母親に説明しながら「障がいのある子から教わることが多い」と話すと、それまで気丈に振る舞っていた母親がぽろぽろと涙を流した。その看護師と母親の姿を見て、「家族のケアができたら素敵なことだ」と感じた。

山田かおる副校長は、学生たちの実習について振り返る。

「実習では、学生が患者さんから突き放されて、目も合わさず話もしてくれないこともある。カンファレンスでも患者さんへの態度などについて皆から厳しい指摘を受け、苦しむこともある。それを教員たちは遠くから見守る。そのうち実習生の誠実さが伝わると、患者さんから待たれる存在になる。少し遅刻するとどうしたか患者さんが気にかけ、入り口で待っていることもある」

同学校では、一年生のうちにまる一日かけた研修を実施している。学生が自分たちで企画から考える。仲間と一緒に何かをすることで、組織的に動く集団の力をつけていく。学校の理念として、人間はみなが対等で平等。教員と生徒も同じということを大切にしている。山田副校長は「学校によっては、生徒を振るい落とす教育をしていると聞くが、育てる教育を大事にしたい。毎年、何十人も留年するような学校もあるが、生徒によって学ぶスピードは違う。一年生のうちが自分を開放できる時期。学校は競争する場ではなく、安心できる場所で、人としてどれだけ開放させることができるかが看護観の基礎をつくる礎になる」と話す。

二〇一六年四月、実習で出会った学生はもう看護師になって四年目に入り、一人前の看護師になっていた。

木村さんと岡野さんは学校の近隣にある東葛病院の整形外科病棟に配属されていた。整形外科病棟ではナースコールが多い。リハビリに出る、トイレに行きたいなど車いすへの移譲が頻繁となる。岡野さんは、「整形外科の患者さんはADL(日常生活動作)が悪くてもオペしてよくなる。その過程でトイレに行きたい時に筋力がなくて一人では転倒してしまうため、介助は大事だ。泌尿器の病気の人も注意が必要。目を離しているうちに膀胱内の環流が悪くなると膀胱が破裂する危険もあるため、ナースコールは気を抜けない」と語った。

ケアしながらの観察は重要だ。木村さんは「消化器外科で状態が悪くなる前に早めに医師に報告できた時はよかった。お腹に管が入っていて、ちょっと様子がおかしかった。食事をとめて当直医を待った。もし管から注入したものが漏れていると、腹膜炎を起こして緊急オペの可能性も出てくる。経験を積まなければ、なかなか分からない」と話す。

岡野さんも「足が普通に動いていた患者さんが「何か痛い」と訴えた。血栓ができている兆候かと疑って、採血すると血栓ができていた。発見が早かったため、抗凝固剤ですぐ対応できた。息が苦しいと訴えた患者さんがCTを撮ると肺にも血栓が飛んで危ない状態だった。様子を見ていたら危険だった」と看護師の観察の重要性を痛感している。今後は患者が、オペが終わってリハビリに向かい、退院していくところを看たいという。

取材後、二人が働く病棟に足を運んだ。一五時三〇分過ぎの病棟では申し送りが終わり、岡野さんが、リハビリ職が押す車いすで移動する男性に声をかけた。

「靴を家族に持ってきてもらおうね。車いす、違うのでも大丈夫じゃないかな」

そして、ゆっくりした口調で、「トイレに行きたくなったら、ボタン(ナースコール)を押してね」と、誘った。

次は、女性がトイレから移動してきた。「CTやった？　検査終わった？」と話しかけながら一緒にベッドに着くと、「もう少し座ってる？　休憩しますか？」と尋ねる。腰が痛いと話す女性に「座布団をみつくろって持ってくるね。調節してあげる」と話しながら、様子をチェックしていた。

一緒にいた山田副校長は、岡野さんの看護する姿について「嬉しく見ていた」と、その意味を説明してくれた。

――男性の患者さんをパッと見て、最初に靴を履いていないことを指摘。リハビリには歩きやすい安全な靴が必要なため、短時間のうちにリハビリ職に相談して家族に電話して欲しいと迅速な対応をした。そして、リクライニング用のハードな固定用パッドのついた車いすは必要ないと観察。自分の力で座位のバランスを取るステップアップ。その場でリハビリ職に提案。観察力と次への実践力がある。

患者さんの訴えを丁寧に聞いて、次の提案をする場面が見られた。看護の実践としては、人間の営みとして患者さんにトイレに行ってみようと提案したのは、安静度が下がったと見たから。ナースコールを押して自分の力でトイレに行くことを提案していた。

女性の患者さんのベッドサイドでは、車いすのお尻の部分が固くて痛いと聞いて、患者さんと話しながら瞬時に提案。痛みなく移動できるよう、スポンジやタオルで工夫していた。すごいなぁと思って見ていた。ややもすれば慣れてくると上から目線になりがちだが対応も丁寧で、相手の訴えを尊重して話を聞いて観察して次の提案をしている。ほんのちょっとの時間のなかに、いくつも観察と実践が凝縮されていた——

同専門学校では、基本的人権を持った患者の横に立つのが看護師だと教えられる。その人の人権とは何かを考え、病気や障がいがあっても人間として尊重されるものだと言って看護師を育てている。人間には回復する力、健康を保つ力が備わっている。「諦めない看護」を目指し、人間は生涯発達することを勉強する。八〇～九〇代でも重症な状態から回復することを知る。

学生の間には、フィールドワークの時間があり、町工場などに見学に行く。人が労働のなかで生きがい、やりがいを持って働くことを学ぶ。地域に出ると、経済的に困難な患者にも直面する。社会の大きな視野のなかで医療のあり方を学んでいく。

山田副校長は「実習は学生の集大成。家族や本人の願いを聞いてアセスメントして実践に移す力がつく。そうして育った看護師が辞めずに働き続けられるよう、やりがいを感じる看護の積み上げが必要。チームが看護のなかで大事」と話す。医療と看護は、医師には医師の、看護師には看護師の視点で回復への可能性を追求することをいう。健康とは何か。社会的な疾病にも目を向けないと人間らしく生きる保障がなくなる。社会問題や政治に興味を持って、人間が人間らしく生きることをどう保障するのかを見ることのできる看護師を育てている。

看護師と共にチームを支える他職種にはどんな仕事が任され、どんな働き方をしているのか。そして、他職種から見た看護師はどのようなものとして映っているのだろうか。改めて、それぞれの働き方を追う。

縁の下の力持ち——看護助手

医療の現場で増えつつあるのが「看護補助者」で、ヘルパーや介護福祉士の資格を持つ場合もあるが、無資格のケースも少なくない。二〇一〇年度の診療報酬改定で、看護配置基準「七対一」の病棟に看護補助者が配置されると「急性期看護補助体制加算」ができたことで、看護師の業務負担の軽減のため補助者が病棟に増えていった。その後も看護補助者に対する加算が増した。一四年度に「夜間急性期看護補助体制加算」が拡充された。一六年度も「急性期看護補助体制加算」の点数が上がった。また、「看護職員夜勤配置加算」の要件のなかで「看護補助者を夜勤時間帯に配置している」ことが挙げられている。診療報酬で看護職員と看護補助者の業務分担が推進され、重症な患者のいる病棟や夜勤での看護補助者の配置が加速しそうだ。

かねてより、看護師の離職を止めるため業務負担の軽減が求められ、業務の一部を看護補助者にゆだねるようになってきた。今では、ベッドサイドにいるのが看護助手で、看護師を探しても見つからない、という状況にさえなっている。

都内の私立大学病院で看護助手になってもう三〇年以上。ベテラン助手の秋田亮子さん（仮名、五〇代前半）は「看護師がなるべく患者さんの近くにいられるように、雑用をするのが私の役目。助手は縁の下の力持ち」と目を輝かせる。

東北地方で生まれ育ち、高校生の頃には看護師になりたいと思っていた。ところが母が倒れ、学費のかかる進学を諦めざるを得なくなった。親戚を頼りに東京に出て就職したのが超急性期（病状が激しく命にかかわる時期）の大学病院だった。

呼吸器外科病棟では、甲状腺の病気や肺がんで呼吸器の必要な患者が入院している。患者の「検査出し」や術後の「お迎え」は助手の仕事のひとつ。病棟に助手が三人配属され、日勤は二人で「中の仕事」と「外の仕事」を担当する。中の仕事とは、酸素ボンベの残量を調べて請求し、病棟で使う物品の補充の点検、リハビリに患者を移動するなど。外の仕事とは、排便のために使ったボトルなどの洗浄と消毒、朝一番の検体検査の準備、食事を運ぶ、化学療法を行っている患者の点滴を薬剤師のところに取りに行くなど目まぐるしい。翌日のオペ一覧を確認して、前の日のうちに準備をする。

看護師と助手の息が合わないとスムーズな看護や処置ができなくなる。感染症が流行り出すと感じたら、入室前に着るガウンをよぶんに準備するなど機転を利かせないと病棟が回らなくなる。看護師が何を使い、探すかを予測しながら在庫を確認して準備する。他部署との橋渡しも助手の役目だ。

「看護師は業務に追われているため、患者さんが困っていても、病態悪化でなければ、ちらっと見ていても流してしまうこともある」と、亮子さんは話す。

それでも、隙を見ては「あの患者さん、ちょっと足を洗ってあげた方がいいかも」と、看護師にアドバイス。手が足りなければ「私が足浴してあげるよ」とやってしまう。風呂に入れず足がかさかさな患者を見て、「痛そうだよ。蒸しタオルで角質を取ってあげたら？　私がやってもいいよ」と若い看護師に促す。すると看護師からは「ええー、助手さんにそんなこと頼んでいいんですか」と驚かれる。リハビリから汗だくになって帰ってくれば、体を拭いてあげる。当たり前のことをしているだけだが、嬉しがってくれるとやりがいを感じる。髪が抜けて気にしている人には「頭の形が良いんですね」。食事でも「今日はいっぱい食べていますね」「顔色がいいですね」「病院の食事じゃあきちゃいますよね」など、深刻な顔をしないようにケアする。声掛けが大事。たった一言で患者の気持ちが変わる。

患者からは「お世話になっています」と言われたり、退院する時にわざわざお礼を言われたりすることもある。見送り(退院)時は握手をして挨拶する。それが助手としての、亮子さんのやりがいにつながっている。

ほんの数年〜一〇年ほど前までは、筆者はこうしたエピソードを看護師から聞いていたはずだが、療養上の世話が助手に移譲されてから、患者から感謝される存在が、看護師ではなく助手にとって代わられているのかもしれない。

リハビリ患者が激増する中で——理学療法士・作業療法士

看護助手と同じくチーム医療を担う職種に、理学療法士(PT)や作業療法士(OT)という存在がある。どちらも一九六五年に誕生した国家資格で、比較的新しい職種だ。事故や脳梗塞などの後遺症で身体に障がいのある患者や高齢の要介護状態の患者が増える中でリハビリの必要のある患者は激増している。

PTは動作の専門家で、寝返る、起き上がる、立ち上がる、歩くなどの日常生活を行ううえで基本となる動作の改善を目指して動作の練習や歩行訓練などを行う。またOTは、食べる、入浴するなど日常生活にかかわるすべての活動を「作業」と呼び、着替え、排泄、家事、仕事、余暇、地域活動などができるよう援助していくことを仕事とする（それぞれ、日本理学療法士協会と日本作業療法士協会のホームページ参照）。PTはここ数年、毎年一万人前後の合格者がいて、六六年からの累計合格者数は約一三万人に上る。OTの資格登録者は一三年一二月末で六万五九二九人となっている。PTやOTもチーム医療を担う一員だが、やはり、患者と接する時間とともにかつての看護師が感じていたやりがいも移譲されている。

都内の急性期病棟や慢性期病棟のある中小病院で働くOTの稲田加奈子さん（仮名、三〇代半ば）は、「患者さんの全人格をみて退院に向けてケアするのが私たちの仕事。私たちOTのやりがいは一人ひとりに寄り添って、訓練内容をすべて自分が組み立て、回復に向けていくところだ」と目を輝かす。

筆者がかつて聞いたベテラン看護師の言葉そのものだった。

加奈子さんから見ると、看護師は処置などの業務で精いっぱい。看護師とのカンファレンスで、「あの患者さんは、ポータブルトイレや洋式トイレであれば一人で排泄できる」と主張しても、看護師は「転倒が怖いから安全第一で」といってベッドや車いすに抑制してしまうため、闘う場面もある。加奈子さんは「できそうなことを挑戦させるのがリハ職の役目。動くことができるのに抑制して筋力が落ちれば動けなくなる」と心配している。

まだ完全に動作が戻らず、車いすに移譲するのが難しい患者には、ＯＴから看護師にアドバイスする。関節が固くなりやすい、褥瘡ができやすい場合、寝る時のクッションの入れ方ひとつ工夫するだけでも改善する。この辺りの技術も、看護師が自ら病棟で駆使してきた看護技術のひとつだったはずだ。寝たきり状態だった患者の「離床」のリハビリでは、起きたり、座ったり、歩く機能を戻すため、腹筋や背筋などの筋力をつける。日常の着替え、食事、余暇活動など家に帰った時に必要な動作を練習していく。

「私たちの仕事は、精神活動と身体機能の両面をみていくこと」と、加奈子さんはやりがいを感じて働いている。本当はやれることを諦めているケースも多い。ＯＴが励ましながら一緒にリハビリすることで生活が充実すると嬉しい。

食事も、適した道具を選ぶ。座り方とトレーのセッティングを変えるだけで、自分で食べることができる患者もいる。痛くて苦しくて全身にむくみが出て、横になるのも苦痛でもだえ、呼吸も荒い患者がいた。加奈子さんがリラクゼーションのマッサージをして、楽な姿勢を探って適切な位置にクッションを置くと、横になって眠れることもある。リハビリはマンツーマン。ゆっくり話す時間がある。信頼関係が生まれ、その人の生活に入り込める。看護師から羨ましがられると感じる時がある。加奈子さんは、ＯＴの仕事を天職と思っている。

ところが、ＯＴの体制も万全ではない。若手が多く、スタッフ一五人のうち五人が出産や育児休業で「欠員」状態だ。育児短時間勤務制度を使って働いている人もいるが、担当患者が減るわけではない。加奈子さんはすべて「自分で仕事を調整して」と言われ、ＰＴの三倍の患者数を担当する。受け持つ患者は二〇人。リハビリを毎日全員が行うわけではないため、一日一〇人の入院患者のリハビリを行う。

「医師からリハビリのオーダー(リハビリするよう指示が入ること)が入れば絶対命令。しかし、患者さんが多すぎて、現場が回らないと上司からは「もうＯＴのリハは終わったことにして」と言われる」と明かす。訓練に一時間かかり密度も濃い患者が一日八人になると正直、きつい。患者が多すぎると「とりあえず起こせばいいか！」と粗雑になる。

こうした状況が続くと、加奈子さんは「人手不足の問題を抱えると、ＯＴであっても看護師と同じ悩みを抱えていくことになるのではないか」という不安がよぎってしまう。

「分担」ではなく「分断」――介護職

介護職は訪問介護や施設の介護だけでなく、病院で看護補助者として働くことも増えてきた。

しかし、どこも慢性的な人手不足。大田区介護支援専門員連絡会の入野豊さんは「利用者から「最近、職員の顔色が悪いけど大丈夫か」と心配されている」のが現状だという。ダブルワークで日中は特養やグループホームで、夜中は病院で夜勤のアルバイトというケースも珍しくないという。

そうした状況下、看護師とチームを組んで働く時、介護職にもまた働き方の矛盾が起こっている。

北関東の医療法人で働くヘルパーの水島絵里さん(仮名、三〇代前半)は、看護師と介護職との間に深い溝を感じている。

「医師なんて遠い雲の上の存在で話をする機会は滅多にない。医師から看護師へ、看護師から介護職への命令は絶対だ」と、絵里さんは、絶対的なヒエラルキーのなかにいる。

法人には、病院と老健施設があり、絵里さんは、その両方での勤務経験があるが、法人内の介護職と医師が話をすることはほぼ皆無だという。ある日、患者が急変した時に介護主任が医師に連絡をとった。状態を説明すると「君は看護師ではないだろう、それは看護師から聞くから」と電話を切られた。絵里さんは「介護職は下っ端でも一番利用者を見ているからこそ分かることもある。見ていて当たり前、でも何か意見を言えば介護だろとなじられる。オムツ交換や入浴介助はすべて介護職。そこに、チーム医療なんてない」と不条理さをつきつけられる。病棟で医師が行う医療行為は、診察のほかは、ＩＶＨの針を刺す、腹腔穿刺などの穿刺関係、レントゲンの一次評価だけ。

点滴、注射、採血は常に看護師の仕事。糖尿病患者が入院してすぐ褥瘡ができて真っ黒になって組織が壊死した。褥瘡から悪臭がして、大きな穴になり、壊死した組織を削るなどの処置も看護師が行っている。そうした患者が老健に送られてくると、絵里さんは「体位変換ちゃんとしているの？」と思わず眉をひそめたくなる。「お尻が赤くなった時点でエアマットを敷き、毎日、丁寧にきれいに洗うなどケアすれば悪化しないのに、病棟ではちゃんと見ていないから褥瘡ができるのではないか」という疑問が拭えないのだ。

老健施設で夜勤をする時、夕方四時半から翌朝九時まで看護師と絵里さんの二人体制となる。看護師が仮眠に入ってしまうと、正直、怖い。絵里さんは、いつ高齢者が急変するかと気が気でないため、一五分おきにラウンドする。顔を見て生きているか確認し、呼吸をしていないような様子であれば腕を触って脈を確認。

「あれっ、脈がない！　看護師さーん、すぐ来て!!」と連絡することは少なくない。

意識がなく、反応が鈍い。夜勤の間に急変があると、すべて二人でやるしかない。待機している医師は病院も老健も全館を一人で診る。電話しても来ることができない医師もいる。家族への連絡、医師への連絡、患者の処置を看護師一人ですべてやる。向こうで痰がつまって、喉がガラガラする音が聞こえ、あっちもこっちも死にそうだ。そんな夜勤の恐怖に介護職もさらされている。

全国労働組合総連合(全労連)が行った「介護施設で働く労働者のアンケート」(二〇一四年度版)では、医療従事者以外の「医療行為」とその研修について調査している。医療行為を「いつもしている」が三二・二%、「時々ある」が三三・五%で、三人に二人が医療行為を行っていることになる。「体温測定」「血圧測定」などのバイタルチェックが日常業務と化しており、「服薬」「軟膏・湿布塗布」「点眼」も行っていた。国の定める研修修了者のみが行えるとされる「痰の吸引」は三七・九%、「経管・経腸栄養の実施」は二一・八%が実施していた。医療行為について「研修を受けている」は、わずか一九・六%で、「一部研修を受けている」が三七・八%という結果で研修を受けずに医療行為を行っている無資格者がいる可能性が示唆された。

こうした介護職の置かれている状況について、ホームヘルパー全国連絡会の森永伊紀事務局長は、「看護師の仕事が診療の補助になり、介護職はその看護師の診療の補助の補助になっている流れがあることが問題だ」と指摘する。

森永氏は、看護師と介護職の仕事は視点が異なるが、本来は療養上の世話が近い仕事になるという。生きるために息を整える。そのために、部屋を換気し、きれいにし、室内の温度を調整して、きちんと食事をとる。この療養上の世話がヘルパーと似ているという。

ただ、介護職はリハビリ職と一緒に働くことも多く、たとえば高次脳機能障害の患者のために家電製品にシールを貼って工夫して、道具を使いこなす力をつけることをヘルパーが考えていたりする。利用者が、「電球が切れたから買いに行こう」とした時に、「コンビニで売っているよ」と教えても二時間も帰ってこないことがあった。コンビニという店の名前だと思って探していた。ヘルパーがなんでこれができないのだろうと感じ、実はそれは高次脳機能障害が原因だと分かれば、多職種で対策を考えることができる。そうした連携だと面白い。

認知症と失語症のある高齢者に「台所でキャベツを切って」と頼んでも、キャベツが分からなくなっていてキャベツを切ることができない。認知症によって段取りを組むこともうまくできない。途中で何をしていたか忘れてしまう。失語症で言葉が通じないため一緒にできない、字が分からなくなっているから絵で書く。ヘルパーは認知症に詳しく、リハビリ職は失語症に詳しいため、相乗効果が生まれる。

部屋が汚いということひとつとっても、原因が違う。体調不良で寝込んだのか、認知症で物がなくなったかと思って探し回ったのか、統合失調症か発達障害か。どこから部屋が汚れたのかをよく見ると、時間の経過が分かる。こたつの周りに物がたくさんある場合は、生活が縮小している傾向がある。ＡＤＬが低下し、なるべく動かないようにしている。台所に野菜がなくレトルト米飯がある場合、高齢夫婦で配偶者がなくなり、料理のやりがいがなくなって惣菜で済ませていく。そうした原因の見極めは、リハビリ職や看護師とは違う視点となる。

「同じ人を見ても、看護師は脈などをみて健康を知り、リハ職は手垢を見て動きを知り、ヘルパーはゴミを見て生活を知る。それぞれアプローチが違う。ヘルパーが医療職や下請けになってはいけない。ヘルパーならではの視点が抜け落ちてしまう」

しかし、そうした現場の想いと逆行するかのように、二〇一二年四月から、介護職による痰の吸引が解禁された。社会福祉士及び介護福祉士法が改正され、介護福祉士と一定の研修を受けたヘルパーなど介護職員が、医療や看護との連携によって安全確保が図られていることを前提に、口腔内、鼻腔内、気管カニューレ内部の痰の吸引や、胃ろう・腸ろう、経鼻経管栄養の経管栄養の医療行為を行うことができるようになった。実際に、介護職が行っているかは現場により異なるが、医師の業務を看護師へ、看護師の業務を介護職へという流れを裏付けている。

日本医療労働組合連合会（日本医労連）の中央執行委員の米沢哲氏は、もともと訪問介護の現場で働いてきたことから、「介護職に痰の吸引が解禁されたが、痰をつまらせないような口腔内のケアがある。介護には介護の必要性があって、それに沿ったケアがある。医療行為を拡大されれば本来の必要性は失われ、事故が起こる可能性もある」と懸念する。

そして、前述の森永氏も、こう指摘する。

「行為を絞って「その行為ならできるでしょ」と、教育訓練されてたんなる下請状態になるのでは、質はおのずと低下する。現在の業務拡大は、職種間の業務が交じり合って仕事が豊かになるイメージではない」

森永氏は、「本来、訪問看護師がすべきことはたくさんあり、医療行為どころではないはず」と続ける。入浴介助といっても、心不全や腎不全の患者の時、介護職は悩む。本来なら、看護師がバイタルチェックをしながら入浴したほうが良い人でも、訪問看護では単価が高く利用者は頼めないため介護職に依頼がくる。在宅酸素を使用している患者が、はあはあと言いながら風呂に入っている時、どこから酸素が足りないかヘルパーには判断できない。

そして米沢氏も、「介護職は日常生活の様子を見て、「何かおかしいな」と思うと看護師に報告する。私がヘルパー二〜三年目の頃、夜、ダウン症の利用者の顔色がおかしいように見えた。何かあるといけないと思って看護師を呼んで確認してもらうと黄疸だった。異変を感じても、それが医療的には問題ない場合もある。それも含め、応じてもらえる関係があってはじめてヘルパーは安心して訪問できる。もし、ヘルパーに迷いが生じれば手遅れになることもあるはずだ」と振り返る。

在宅では〝その場、その瞬間〟をチームでケアもキュアもできない。米沢氏は「チーム医療というけれど、医療現場で介護職は役割が分担されるのではなく分断されている。介護職は保清（清潔ケア）をやっておいて、と業務を切り離して捨てるような分担は「分断」だ。共有する場がない。同じ患者さんを見ていても看護師と介護職では視点が違う。病院によっては介護職ならではの視点で患者さんを見て看護師に物言うことが難しい。そうなれば、患者さんに一番近くにいる介護職から伝わる情報も分断されることになる」と指摘している。

さらに介護職を脅かすのは、国が打ち出した「新総合事業」と略される「介護予防・日常生活支援総合事業」だ。この新総合事業では、二〇二五年を見据えて、これまでは訪問介護が担ってきた、生活支援や介護支援を地域住民のボランティアを担い手にしようというもの。

森永氏は、「ヘルパーの真骨頂である、一緒に買い物をし、一緒に調理するといった家事支援が無資格者に移譲されてしまった。こうなると、今、ヘルパーに求められているのはたんなる補助でしかない。無資格者に、風呂に入れるだけ、洗濯だけ、足を洗うだけ、と単品サービス化してさせることをホームヘルプとは呼ばない。総合的にかかわってはじめて、その人の生活は分かるのに」と危機感を募らせる。米沢氏も「介護職は視点が違うのに、看護師の業務を介護職へ、本来の介護は無資格者やボランティアに押し付けられている。専門性や職域を活かすことができない。現場で働く人を増やそうとせずに、予算もかけずに業務を流しているだけだ」と憤る。

末期がん患者が退院して家に帰ってくる時は歩いてくることができるが、三か月ほどで亡くなることが多いという。本当に歩けなくなるのは亡くなる二か月ほど前からだそうだ。森永氏の周囲では、がんで余命宣告された高齢の女性が、夫に食事を作ってあげられなくなることを悔やんでいた。元気なうちにヘルパーに自分の味を教え、自分がいなくなった時にいつもの味の料理を夫に出して欲しいと頼んだ。その気持ちをヘルパーがくみ取り、きちんとやってくれるという安心感があって辛くても最期を過ごすことができる。これは看護師ではなく介護職の役割だ。介護していた配偶者あるいは親を亡くしてから、自分はきちんと介護できていたのか悩み、モヤモヤとした気持ちを抱えるケースも少なくない。

森永氏は、こう話す。

「介護職にとっての看取りとは、呼吸がなくなることを確認する業務ではなく、やり残したこと一つ一つをできるだけ叶えることだ。私たちは、看取りまでが医療連携ではなく、家族が後悔するかしないか、次の人生を元気に踏み出せるか、胸のうちを聞いてすっきりさせてあげるのも仕事ではないだろうか」

「誰が責任をとるのか分からない」――助産師

産婦人科医師の不足と助産師の地位向上を背景に、後述する特定行為の先行的な存在と見ることができるのが、助産師外来だろう。今や、ある程度の規模の病院であれば助産師外来は珍しくなくなった。二〇一四年には助産師外来は五五九施設で行われている。

首都圏の産科で有名な病院で働く助産師の葉山美帆さん(仮名、四〇代後半)は、次々に助産師が辞めていくことに諦め顔だ。

産科病棟には三〇人もの助産師が配属されるが、一年のうちに半分が辞めてしまう。スタッフ全員が助産師で、母乳育児の指導に熱心。フリースタイル分娩も行うなど、地域では人気のある病院だが、助産師は五年も働けばいいほうで、ベテランは皆無だ。辞める理由は「やりがいのなさ」だった。そして、激務が追い討ちをかけた。

ある時、院長のトップダウンで助産師外来が突然、始まった。産婦人科の常勤医が三人しかいないため、産科と婦人科の外来をこなし、分娩もみれば病棟の回診もしなければならず、三人の産婦人科医だけでは、とうてい現場が回らない。時代の流れで助産師外来の人気も高いことから、院長の独断で助産師外来は一回六〇〇〇円の料金を取って開始した。院長は、「高いお金を取るのだから、エコーくらいしないとクレームがくるだろう」と、なし崩しで助産師がエコーをすることになったが研修はない。医師の横でエコーのやり方を見て、スイッチなど器具の取り扱いの講義を四〇分程度受けただけで外来に出された。不安を訴えると、医師は「習うより、慣れろ」と言った。美帆さんは、危険を感じた。

妊娠の初期は四週間ごとの妊婦健診が基本となる。一八週の妊婦が助産師外来でみてもらうと、次にくるのは四週後。美帆さんは「もし、助産師外来で何か見落としていたらどうするのか。その時期は、中絶するかで悩む妊婦もいるため責任重大だ」と不安になった。人工妊娠中絶は二一週目までと母体保護法によって決められているため、その期間を過ぎてしまうことになる。

逆子と分かったら医師にバトンタッチするが、逆子だと教えていいかは医師の指示の下となる。性別も同じ。妊婦から聞かれても「今日は見えない」と逃げる。「私たちは見えても言ってはいけない」と説明しても、看護職が診断につながることをしてはいけないという意味を一般の妊婦は分かってくれない。

「誰が責任をとるのか分からない助産師外来は怖い」と日々、感じている。

都内にある産科病院の助産師長、青野千春さん(仮名、五〇代前半)は「分娩介助も満足にできない助産師が増えているのに、エコーに飛びつく」と嘆く。

千春さんが新人の頃には、年間で一〇〇人はお産をとったという。晩産化が進んで、妊婦の一割強が四〇歳以上となっている。お産の絶対数が少なく、今の新人はせいぜい三〇件。千春さんは「以前なら三年も分娩介助にあたれば一人前だったが、今は経験を積めずに五年はかかるという。分娩介助の技術も不十分なままで、会陰切開や会陰が裂けた時のナート(縫合)を助産師が行うとは本末転倒だ」と話す。

分娩がスムーズにいくかどうか。分娩を促進させるケアもある。医師はすぐにハサミを手にして会陰切開しようとする。しかし、赤ちゃんが出てくるまで、待てることも多い。「自然で素敵な〝待つ〟お産を見る経験がなく、結果とスピードだけ求められる。効率ばかり求められて妊婦も追い立てられている。医師が自然分娩に重きを置かないから、若手はよけいにエコーやナートに飛びつく」と、千春さんはため息をつく。

助産師の業務拡大が議論されるのは会陰切開や縫合、エコー検査。果たしてそれらが本当に必要なのだろうか。助産師の六割が病院に勤務していて医師がそばにいる。訓練すれば技術的に可能かもしれないが、それに時間を費やすよりもっとやるべき仕事はたくさんある。助産師外来で医師と同じことをしても意味がない。

その人の生活を診断して、食事や運動などの指導をしながら、精神的・社会的リスクへのケアをするのが助産師だ。医師は妊婦のお腹を触らないが助産師は触る。エコーがなくても、触ればだいたいの週数が分かるし、胎児が元気かどうかも分かる。妊婦は体と向き合う期間。お産への意識づけが良いお産に結びつく。

助産師外来では、エコーで胎児の推定体重をみることばかりに時間をかけ、おっぱいケアをしないまま。エコーや縫合は医師がするべきで、助産師には助産師の仕事があるはず。助産師外来は一人三〇分かけてゆっくり妊婦の不安などに耳を傾ける。すると、医師には言わないことを話してくれることが多い。実は精神科にかかっている、心臓の手術の経験がある。それらは産婦人科には関係ないと妊婦が思いがちだが、妊娠期、出産、産後の過程で重要な情報だ。医師と相談し、方針が変わっていく。他の施設での不妊治療による妊娠だったことを医師に隠す妊婦もいる。じっくり話してできた信頼関係があって初めて話してくれることが多い。

妊婦に潜む社会的リスクをきちんと把握することも専門職として意識しないといけない。それなくして良いアプローチはできない。

千春さんの実感として、「お腹は張りますか」と聞いても、八割の妊婦が「張る」感覚や意味が分からないという。妊婦健診がエコーの写真をもらうことが目的になってしまっているが、妊娠は自分の体を知るいい機会なのだ。

助産師は産んで家族ができて育てることを目標とする。ローリスクの妊婦は助産師に任せてもらえば、医師も負担が軽減される。妊婦がお産を頑張ることができれば、その後の人生で怖いものはない。ちょっと触ったりしながらコミュニケーションできる能力が必要。ケアはすぐに効果が出るものではなく、科学的な根拠がないことが多い。エコーはみればすぐ分かる。

「助産師のエコーは、産婦人科医が半減した時でいいのではないか。助産師もサラリーマン化して効率を求める影響を受けている。妊婦のために技術を磨こうという気概がない。虐待しない社会作りに力を入れたほうがいいのではないか」

助産師としての誇りがあるからこそ、こう、千春さんは断言する。

第四章　あるべき看護の姿とは

患者の〝追い出し〟医療政策が断行された結果、第一章と第二章でルポしたように、看護師が激務にさらされれば良い看護どころではない。チューブにつながれた状態で、医療依存度が高いまま在宅に追いやられた患者を見る在宅医は少なく、患者ニーズに応えられない状態だ。しかし、国は医師を増やすことに慎重な構えだ。有識者の中には二〇二〇年度から医学部の定員を減らすことも言及している。医師の養成には約一〇年かかると言われており、将来的な人口減によって医師が過剰になると見込み、一七年ぶりに医学部生の数を減らす可能性もある。この大きな矛盾の渦に看護師が巻き込まれようとしている。

「特定行為に係る看護師の研修制度」

高齢化の進展に伴い、慢性疾患や複数の病気を抱える患者が増え、自宅で暮らしながら医療を受ける患者も増えていく。厚労省が行った「二〇一四年患者調査の概況」によれば、在宅医療を受けた人は二〇一四年に一日当たり推計で一五万六四〇〇人となり、一九九六年に調査を始めて以来、最多となった。高齢化が進めば、在宅医療を必要とする人が爆発的に増えることは容易に想像できる。患者は激増していく一方で、高度な医療行為を行う医師は少ない。では、どうするのか。看護師が医師の業務の一部を担うことになり、二〇二五年に向けた医療提供体制の改革として「特定行為に係る看護師の研修制度」(以下、研修制度)が二〇一五年一〇月にスタートした。

国は〝チーム医療〟を推進し、これまで医師が行ってきた高度な医療行為のうち三八行為が看護師の行うことのできる「特定行為」と定め、その研修を行った看護師に特定行為を担わせようというのだ。一定の研修を受けた看護師が、医師の指示となる「手順書」によって、その範囲内で特定行為ができるようになる。

そもそも医師法第一七条によって、医師でなければ医業をしてはならないとされている。医業とは、医師の医学的判断および技術をもってするのでなければ人体に危害を及ぼし、または危害を及ぼすおそれのある行為（「医療行為」）のことを指す。つまり、診断と治療が医師のみ行うものとなる。

一方、看護師とは、保健師助産師看護師法（保助看法）に基づき、「厚生労働大臣の免許を受けて、傷病者もしくは褥婦（じょくふ）（産後の女性のこと）に対する療養上の世話または診療の補助を行うことを業とする者」と定められている。前述しているが、「療養上の世話」とは、主に患者の症状などの状態観察、食事や排泄、入浴の介助、清拭、生活指導などを指し、看護師が主体的に行うことのできる業務となる。「診療の補助」とは、本来は医師がすべき医療行為の一部で、採血や点滴、医療機器の操作などを指し、医師の指示に基づく。

ただ、診療の補助の範囲は明確でなく、医療行為との間にグレーゾーンがある。それを厚労省が社会通念と照らし合わせて医政局長通知を出すことで看護師の業務とされたものがある。二〇〇二年九月の通知「看護師等による静脈注射の実施について」で看護師による静脈注射が、〇七年一二月の通知「医師及び医療関係職と事務職員等との間等での役割分担の推進について」で、在宅などを中心に、事前の指示に基づきその範囲内で看護師による薬剤の投与量の調整が認められており、これらが今回の「特定行為」に相当する。看護師が特定行為を行うため、一四年六月に保助看法が改正され、特定行為が看護師の業務と明文化された。現在は三八行為だが、行為の数や範囲については省令で定められ、見直される場合は有識者会議を経て決定される（表4-1）。

特定行為の三八行為の内容を見てみよう。

▽経口用気管チューブまたは経鼻用気管チューブの位置の調整（気道を確保するため口や鼻から入れられている呼吸器につなぐ管の位置を調整すること）

▽気管カニューレの交換（気管切開した喉の部分に入れる管を交換すること）

▽心嚢（しんのう）ドレーンの抜去（心臓の手術をした後に心臓部に溜まる液を排出する管が心臓に刺さっており状態が落ち着いてから管を抜くこと）

▽胃ろうカテーテルの交換（口で食べられない患者が胃に直接栄養を流し込む際の管の交換）

▽中心静脈カテーテルの抜去（術後など重症な状況で口から食べられない患者が心臓の近くにある太い静脈から栄養や薬剤などの点滴を要する時の管を抜くこと）

▽糖尿病患者のインスリンの投与量の調整

▽抗けいれん剤や抗精神病薬、抗不安薬の臨時の投与（精神疾患による症状を抑えるための薬剤の投与）

▽直接動脈穿刺法による採血（静脈より血圧が高く出血リスクの高い動脈に針を刺して採血すること）
▽褥瘡または慢性創傷の治療における血流のない壊死組織の除去（床ずれによって腐ってしまったお尻などの部分の肉や皮膚の組織を取り除くこと）
――などがある。

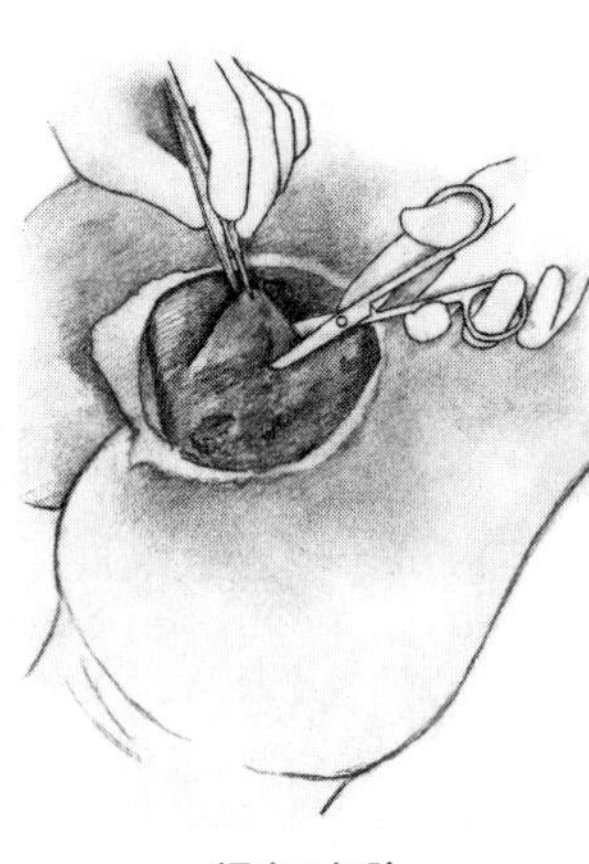

褥瘡の切除

これら三八行為は関連二一区分にまとめられ、看護師が希望するものを選んで研修を受けることになる。おおむね三～五年の経験がある看護師が、大学病院など指定研修機関で学ぶことになり、二〇一六年二月現在、全国に二二一か所ある。臨床病態生理学や臨床薬理学、特定行為実践など共通科目の講義・演習・実習が合計三一五時間、それに加えて、呼吸器関連や創傷管理関連など二一区分あるうち選択して区分別科目の研修をそれぞれ決まった時間数を受ける。各研修機関に通って学ぶ方法もあれば、e-ラーニング、放送大学などによる学習も認められている。必要時間数の受講が確認されると筆記試験や実技試験が行われ、研修が修了となる。厚労省は、在宅医療を中心とした特定行為の研修を修了した看護師一〇万人を目指している。

修了生が現場で特定行為をする場合、医師の指示となる「手順書」の範囲で看護師が判断して医療行為を行う。手順書とは、医師または歯科医師が看護師に診療の補助を行わせるための指示として作成され、文書や電子カルテに記載される。

手順書に必要な事項は、①看護師に診療の補助を行わせる患者の病状の範囲、②診療の補助の内容、③その手順書によって特定行為の対象となる患者を具体的に特定する、④特定行為を行うときに確認すべき事項、⑤医療の安全を確保するために医師または歯科医師との連絡が必要となった場合の連絡体制、⑥特定行為を行った後の医師または歯科医師に対する報告の方法——となる。

たとえば、研修を受けた看護師に「直接動脈穿刺法による採血」をしてもらう時の手順書のイメージは「呼吸状態の変化にともない迅速な対応が必要となりうる患者」について、「SpO_2、呼吸回数、血圧、脈拍等の呼吸状態の悪化が認められ、意識レベルの低下（意識レベルを見るための開眼・最良言語反応・最良運動反応を示すＧＣＳという数値が何点以下）が認められる」場合に、「直接動脈穿刺法による採血を実施する」。特定行為を行うときに確認すべき事項として「穿刺部分の拍動がしっかり触れ、血腫がない」こととする。

医療の安全を確保するため、医師に連絡が必要になった場合の連絡体制は「①平日の日勤

表4-1　38の特定行為と21の特定行為区分

特定行為区分	特定行為
呼吸器(気道確保に係るもの)関連	経口用気管チューブ又は経鼻用気管チューブの位置の調整
呼吸器(人工呼吸療法に係るもの)関連	侵襲的陽圧換気の設定の変更　非侵襲的陽圧換気の設定の変更　人工呼吸管理がなされている者に対する鎮静薬の投与量の調整　人工呼吸器からの離脱
呼吸器(長期呼吸療法に係るもの)関連	気管カニューレの交換
循環器関連	一時的ペースメーカーの操作及び管理　一時的ペースメーカーリードの抜去　経皮的心肺補助装置の操作及び管理　大動脈内バルーンパンピングからの離脱を行うときの補助の頻度の調整
心囊ドレーン管理関連	心囊ドレーンの抜去
胸腔ドレーン管理関連	低圧胸腔内持続吸引器の吸引圧の設定及びその変更　胸腔ドレーンの抜去
腹腔ドレーン管理関連	腹腔ドレーンの抜去(腹腔内に留置された穿刺針の抜針を含む)
ろう孔管理関連	胃ろうカテーテル若しくは腸ろうカテーテル又は胃ろうボタンの交換　膀胱ろうカテーテルの交換
栄養に係るカテーテル管理(中心静脈カテーテル管理)関連	中心静脈カテーテルの抜去
栄養に係るカテーテル管理(末梢留置型中心静脈注射用カテーテル管理)関連	末梢留置型中心静脈注射用カテーテルの挿入
創傷管理関連	褥瘡又は慢性創傷の治療における血流のない壊死組織の除去　創傷に対する陰圧閉鎖療法
創部ドレーン管理関連	創部ドレーンの抜去
動脈血液ガス分析関連	直接動脈穿刺法による採血　橈骨動脈ラインの確保
透析管理関連	急性血液浄化療法における血液透析器又は血液透析濾過器の操作及び管理
栄養及び水分管理に係る薬剤投与関連	持続点滴中の高カロリー輸液の投与量の調整　脱水症状に対する輸液による補正

感染に係る薬剤投与関連	感染徴候がある者に対する薬剤の臨時の投与
血糖コントロールに係る薬剤投与関連	インスリンの投与量の調整
術後疼痛管理関連	硬膜外カテーテルによる鎮痛剤の投与及び投与量の調整
循環動態に係る薬剤投与関連	持続点滴中のカテコラミンの投与量の調整　持続点滴中のナトリウム，カリウム又はクロールの投与量の調整　持続点滴中の降圧剤の投与量の調整　持続点滴中の糖質輸液又は電解質輸液の投与量の調整　持続点滴中の利尿剤の投与量の調整
精神及び神経症状に係る薬剤投与関連	抗けいれん剤の臨時の投与　抗精神病薬の臨時の投与　抗不安薬の臨時の投与
皮膚損傷に係る薬剤投与関連	抗癌剤その他の薬剤が血管外に漏出したときのステロイド薬の局所注射及び投与量の調整

(出典)厚労省リーフレットより.

帯は担当医師に連絡する、②休日・夜勤帯は当直医に連絡する」。特定行為を行った後の医師に対する報告の方法は「手順書による指示を行った医師に採血の結果と呼吸状態を報告する」といった具合となる。

この「手順書」のマニュアルもできた。約二四四〇の民間病院で組織される全日本病院協会(全日病)が看護師特定行為研修検討プロジェクト委員会を立ち上げ、厚労省から委託を受け二〇一六年二月に「特定行為に係る手順書例集」がまとめられるなど業界はうごめいている。

二〇一六年四月二二日には、関東信越厚生局が管轄内の病院や大学などを対象に研修制度について説明会を開催し、約二四〇人が参加した。厚生労働省関東信越厚生局健康福祉部長は「全国二一、関東では一〇か所の指定研修機関があり、関東では一八六人が修了して活躍している。厚生局は指導監査に加えて、在宅医療の連携についても情報発信していきたい」と話し、参加者は具体的な研修ノウハウに関心を寄せた。

この制度創設に当たり、当初から意欲的だったのは日本看護協会(日看協)だ。議論の過程で日看協は、「在宅医療や老人保健施設など、医師が常にいない場所では看護師に判断が委ねられる場面が多い。国の制度ができて教育を受ければ、特定行為の技術が担保される。一層高齢化が進む一〇年先を見据えた抜本改革だ。業務の幅が広がってより魅力的になれば、離職が減り、看護師を目指す人が増えるはず」、と制度創設の意義を強調していた。

そのスタンスは変わらず、日看協の井伊久美子専務理事は、「在宅に重点が置かれていくなかで、人生の最終段階を住み慣れた家でまっとうするニーズが高まる。生活の視点と医療の両方を成り立たせて人が自分らしくまっとうできるか。それを支えるのが看護で、これまでより自立性、判断力が求められる。在宅ほど医師が少なく、看護師の役割が拡大するのは必然で、それが特定行為に結びついている。二〇一六年六月に、賃金体系のモデルを提案し、高度専門群と位置付ける」と意気込んでいる。日看協では認定看護師に特定行為の研修を積極受講させたい構えで、二〇一七〜一九年度は認定看護師教育過程を休講して特定行為の研修に集中。認

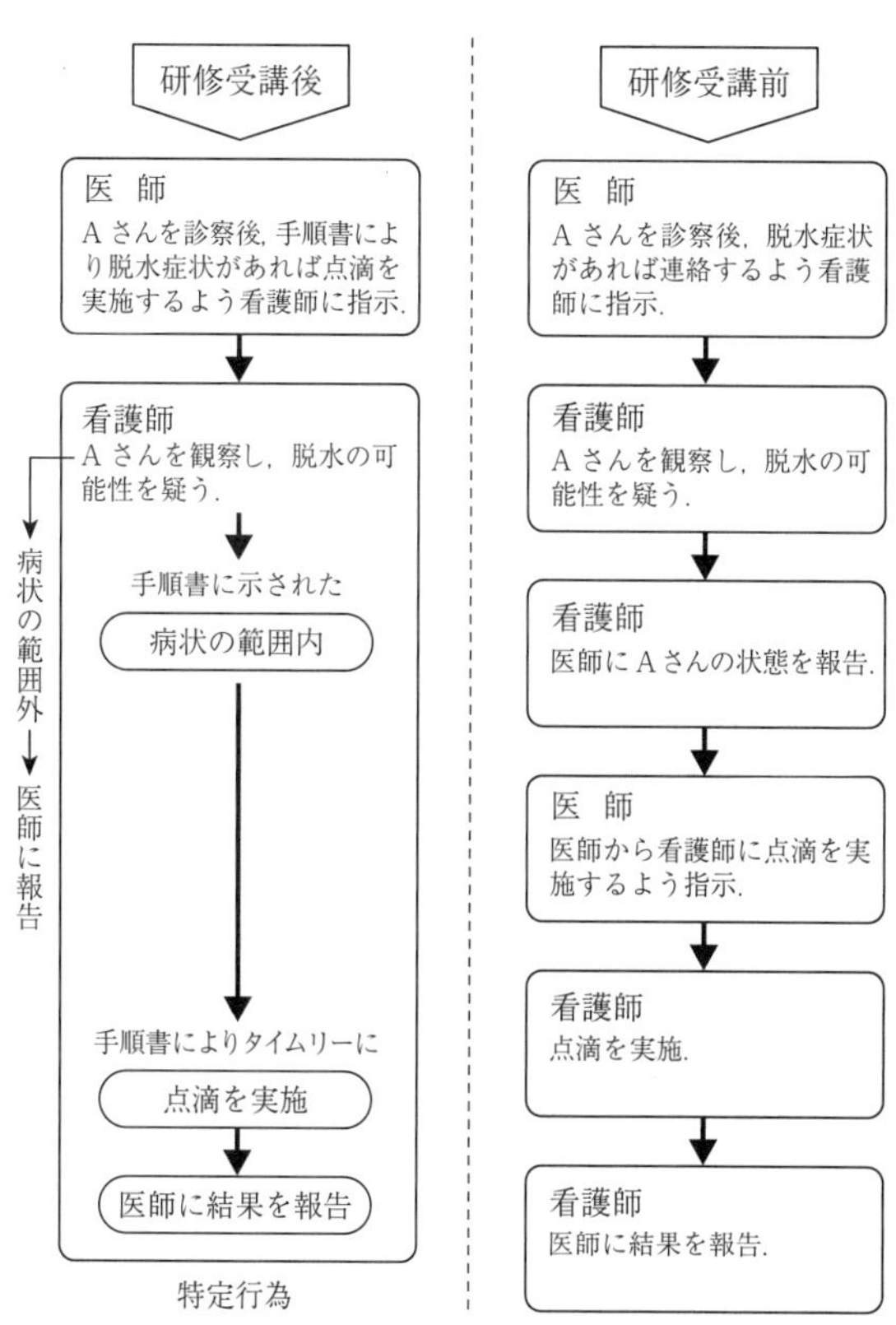

（出典）厚労省リーフレットより．

図 4-1　特定行為の実施の流れ

定看護師教育に特定行為研修を組み込んだ新たな特定認定看護師（仮称）制度への改組まで検討している。

全日病の副会長で前述した看護師特定行為研修検討プロジェクト委員会の委員長の神野正博氏も、「急性期病棟の在院日数が短く、患者さんは転院し、そして在宅医療を受けなければならない。その時、医療の「連携」では不十分で患者さんの情報がスムーズに伝わらない。これからは医療と介護の「統合」が必要で、研修制度は役に立つ」として、「やるからには、研修を受けるハードルが高くてはいけない。当初、研修時間は四〇〇時間と言われていたが、三一五時間に短縮された。やる気のある人はe-ラーニングでコツコツ進め、一〜二年かけてでも勉強して欲しい。たとえば、三年目以降の看護師が全員、知識・技術の底上げや振り返りの機会としてe-ラーニングをしても良いのではないか。病院がそのコストを負担してもいいはずだ。基幹施設と実習施設を行き来する実習という看護教育を通じて、各病院のつながりも強化されるメリットがある」としている。

厚労省も「研修を受ける動機はいろいろだと思うが、制度の趣旨としては、それぞれの現場で、目の前で必要な特定行為の研修を一つでも二つでも受けて欲しい。それによって、在宅医師が少ないなかで医師を呼んでもすぐに来ることができない時に、看護師が手順書によって患者さんを待たせることなく医療行為ができるようになる」と推し進めている。

「いつ事故が起きても不思議ではない」

第一章などで記したように、看護師だけでなく准看護師でさえも、なんのトレーニングもなしに日々、高度な医療行為を求められていることを考えれば、研修を受けて技術を身に着けたほうがいいという面はもちろんあるだろう。

しかし、この特定行為の研修制度には見逃してはならない大きな矛盾が残されたままなのだ。研修を受けた看護師が「手順書」に従って特定行為を行うことが全面にうたわれているが、実は、研修を受けていない看護師でも「手順書」なしで同じ特定行為を行っていいというのだ。

改正保助看法では「特定行為(診療の補助であって、看護師が手順書により行う場合には、高度かつ専門的な知識及び技能等が特に必要な行為として厚生労働省で定めるものをいう)を手順書により行う看護師は、厚生労働大臣が指定する研修機関において一定の基準に適合する研修を受けなければならないものとすること」と定めているのだが、保助看法の一部改正に関する経過措置として、附則の第二九条で、「手順書によらないで行われる特定行為が看護師により適切に行われるよう、医師、歯科医師、看護師、その他の関係者に対して、特定行為研修の制度の趣旨が当該行為を妨げるものではない」というように示され、特定行為だけでなく、従来通り、グレーゾーンの医療行為全般について医師の指示があれば看護師が行っていいとされている。

もともと緊急時には看護師による医療行為は許されている。本来は保助看法の第三七条で、看護職は、医師や歯科医師の指示があった場合を除くほか、診療機械を使用したり、医薬品を患者に授与したり、医薬品についての指示をすることは禁止されている。そして、もちろん、衛生上危害を生ずるおそれのある行為(医療行為のこと)をしてはならないとされている。ただし、同法では、臨時応急の手当は禁止されていない。

そして、「おおむね三〜五年(の経験)」というのも、縛りはなく、厚労省は「経験が三年以下でも構わない」としている。議論の過程で問題視されていた責任の所在は、当初は〝指示を出した医師の責任〟であったが、最終的には〝個々のケースによる〟とされた。つまりは、現場で特定行為の実行者となる看護師に責任が問われる可能性が高くなるのだ。

当然、現場では、「医師が少ない地域や病院では、看護師に強制されるのではないか」との懸念の声が広がっている。

都心の中小病院では、土曜は医師の体制が手薄になるからと、三〜四年前から人工透析を始める時は看護師が動脈穿刺をするよう指示され始めた。まずは師長や主任が動脈穿刺を行った。そのうち「あなたやって」と、いち看護師にも命じられた。師長が多少の指導はしてはくれるが、師長も慣れていない。その病院で定年退職後にパートで働き続けている六〇代の看護師は「もし、針が血管をつきやぶってしまったら、どうすればいいのか……。静脈と動脈では違う。動脈は血流の圧力が高く、大量出血のリスクがある。もし血栓が飛べば非常事態となる」と不安が大きく、「私はパートだからできません」ときっぱり拒否した。しかし、「私が今、もし正職員だったら、ノーとは言えないはずだ」と身震いした。

神奈川県内のある医療法人では、特定行為のプロジェクトチームが動き出している。法人が運営している訪問看護ステーションのなかで看護師らは「怖いよね」と戦々恐々としている。医師も足りないだろうが、看護師も足りない。訪問看護は一人で行う。

ベテラン看護師が心配する。

「事務局長はコストカッター。簡単に看護師が麻酔を入れて、ＩＶＨ（中心静脈栄養）を入れればいいと言い出し、怖くて鳥肌が立つ。現場を知らない人が言うことだ。金勘定だけして儲けを考えている。現場の看護師の声は聴かず、師長だけに意見を求める。その師長が「それくらいの医療行為はたいしたことない」と平然と言っている。下手をすれば訴訟が起こって、看護師免許がなくなるのに。医療行為の切った、縫ったは裁縫ではない。命にかかわる。細かな指示もなく、バックアップ体制もないのに医療行為をしていいのだろうか」

日本医療労働組合連合会（日本医労連）は、特定行為の実施について明確に「反対」の立場をとっている。制度が始まった今、特定行為を強制はしないこと、また断った看護師が不利益を被らないよう労使協定を結ぶことを勧めている。全国厚生連労働組合連合会（全厚労）では、組合全体として、経営側に特定行為の強制をしないよう経営側に申し入れている。

全厚労の茂原宗一中央執行委員長は「危険な行為も含まれるうえ、労働条件の変更になる。今後、特定行為をする看護師でなければ訪問看護をさせてもらえなくなるのではないか」と懸念している。

日本労働組合総連合（連合）は、「チーム医療の推進には賛同しているが、看護師の役割分担のあり方や業務範囲の見直しについてまだ整理研究していない」としたうえで、「特定行為に係る研修制度の導入そのものについては否定していないが、研修受講者の同意と十分な研修時間の確保、研修中の欠員補充が同時に必要だ。看護師が不安を抱いている場合に研修を強制させることがあってはならない」としている。

全日本自治団体労働組合（自治労）衛生医療局の白井桂子局長は「議論のスタートに出た「特

定看護師」の創設ということであれば、看護師を分断させることにつながるため反対の立場をとっていたが、「研修制度」に変わって、看護師の業務である「診療の補助」と「特定行為」の線引きの意味が曖昧となった側面がある。もし医師が行う医療行為が「診断と治療」に限定され、それ以外が看護師も行うことができる「診療の補助」になるということであれば、それは危険なことだろう。特定行為について必要がないと言い切れないが、現場は混乱している。少なくても、きちんと研修を受けた看護師のみが行うべきだ」と話している。

在宅医療の必要性が増してくるなかで、患者の疾患は重症化して多岐にわたるようになる。白井局長は、「その時、訪問看護師が知識として特定行為を学ぶなら必要なことかもしれないが、積極的に推進できるものではない。特定行為を看護師に行わせるのであれば、患者と看護師の安全を確実に担保し、必要な人員と費用を現場に用意することが前提ではないか」とし、自治労では病院側に対して、看護師に特定行為を強制させず、事前に協議をして本人が合意したうえで行うものとしている。研修に看護師を出す場合は、きちんと人員を補充すること、業務命令として行くのであれば費用も病院が負担することなどを求めている。

指定研修機関に名乗りを挙げようとしているような病院の看護部長も「特定行為は慎重に見ている。今でも静脈注射をするかしないか病院で差がある。急性期病院は医師がいる体制をとって医師にやって欲しい」と本音を明かす。大学病院の看護部長や教員らも「反対だ」と口々にするが、「立場上、公には言えない」と言っている。

こうした声があるなか、厚労省医政局看護課では「医療安全の面から見ると、研修を受けた看護師が特定行為を行うのが望ましい。医師は制度上、看護師の技術や患者の容態を見極めて指示を出すが、指示を受けた看護師が自分の力量を考え、研修を受けていたとしても、できないと思えばできませんと言ってほしい」と明言している。

実際に指示する立場の日本医師会でも「自信がなければ断っていい。医師がしたほうが良いと思えば、医師へ連絡すべきだ。現場の看護師の不安の声も確かにある。無理強いはできない」とし、全日病でも「特定行為はなるべく研修を受けた人がすべき。やりたい人がやればいい。診療報酬で特定行為について評価されると現場で強制されてしまう可能性があるため、当面の間は特定行為について保険点数はつかないほうがいい」と話す。

指示を受ける立場の日看協でも「三八行為に限らず、通常の指示にはいろんな範囲がある。日看協では、本来は研修を受けるべきとしている。今までやったことがない人に対して「やれ」というのではない。看護師は「できません」と言っていい。医師は患者の状態と看護師の能力を勘案して責任をもって手順書を作る。看護師はできないものはできないと言うのも責任。

これを機に院内で見直して欲しい」と話す。

しかし、現場からは「静脈注射もいつのまにか看護師の仕事になった。特定行為も強制しないといって職場で実際にNOと言えるだろうか」という不安が増すばかりだ。

いったい、誰のための、何のための研修制度なのか大きな疑問が残る。

研修制度ができるまでの議論

なぜ、現場が混乱し、不安の声が高まっているのか。それには、研修制度ができるまでに紆余曲折があり、特定行為の危険度が高いという指摘が多く寄せられたからだ。

話は七年前に遡る。

二〇〇九年八月、厚労省が「チーム医療の推進に関する検討会」で看護師の業務を拡大する「特定看護師」(仮称)の創設を推し進めようとした。当時、同検討会の委員だった川嶋みどり氏(当時は日本赤十字看護大学教授、現在は健和会臨床看護学研究所所長)と日本医師会の常任理事だった羽生田俊氏(現在は参議院議員)は、「突然、議論が特定看護師の創設にすり替わった」と証言していた。

当時、日看協の会長だった久常節子氏は、「魅力的な職種が必要。是が非でも特定看護師の法制化を」と求めていた。しかし、日本医師会からは「特定看護師ができて特定の業務を独占することになると現場が混乱する」、労働の現場からも「専門看護師、認定看護師、一般看護師に准看護師がいて看護師が階層化するばかり。看護師不足のなかで医師の業務を行えばバーンアウトし、ますます離職が増える」と反対の声が挙がった。当初から業界内だけで議論が進み、多くの現場の看護師も医師も、特定看護師の創設の議論が始まっているとは周知されないまま検討会は進んだ。一般の国民はもちろん蚊帳の外だ。

もともと、二〇〇六年の「規制改革・民間開放の推進に関する第三次答申」看護職の活躍機会拡大の検討で、看護師の業務拡大が示され、〇八年には看護系大学ナース・プラクティショナー(NP)教育が始まった。そして〇九年の「経済財政改革の基本方針」で専門看護師の業務拡大等について取りまとめが指示された。

つまりは、経済界からの要請があったという面が強く、特定看護師の創設ありきで議論が進んだ。そして、二〇一〇年に「チーム医療の推進のための看護業務検討ワーキンググループ」で、実際に現場で看護師がどの程度医療行為を行っているか調査され、「医療行為分類の検討(二〇三項目)」(たたき台)がリストアップされた。

反対の声や疑問の声が業界内で高まると、「特定看護師」創設の名称だけが変わり、二〇一一年に「看護師特定能力認証制度」(認証制度)の検討として継承された。二〇三項目あった医療行為が五六項目に絞られた。骨子として、実務経験五年以上の看護師を対象に、厚労省のカリキュラム(二年および八か月を想定)を受けた後で試験に合格した看護師が、「医師の包括指示」のもとで特定の医療行為を実施できることとされた。この「包括指示」が現行の研修制度の「手順書」に当たる。そして、この認証制度の時も、カリキュラムを受けず試験に合格もしていない看護師でも「医師の具体的な指示」があれば、同じ特定の行為ができる仕組みとなっていた。一二年時点で、特定の医療行為には、褥瘡のデブリードマン(切除)や電気メスによる止血、感染していない傷口の縫合が含まれていた。

この認証制度にも疑問と反対の声が挙がり、さらに名称変更となって、現在の「特定行為に係る看護師の研修制度」と、また名称だけが変わって国民不在のまま議論が続いた。

特定の委員のなかだけで話が急ピッチで進むことに危険を感じ始めた医師や看護師の学会などが厚労省に意見を寄せた。厚労省が二〇一三年七月に関連学会に対して、「診療の補助における特定行為(案)」と「指定研修における行為群(案)」について意見募集を実施すると、約三週間の間に五〇団体から五〇〇〇件を超える意見が寄せられた。

それらのなかで、「医師が実施すべき行為のため特定行為より削除」を求められた意見は、

「経口・経鼻気管挿管チューブの位置調節」「経口・経鼻気管挿管チューブの抜管」「橈骨動脈(手首の母指側)ラインの確保」「中心静脈カテーテルの抜去」「胸腔ドレーン」「心嚢ドレーン抜去」「「一時的ペースメーカー」の抜去」「膀胱ろうカテーテルの交換」「抗がん剤等の皮膚漏出時のステロイド薬の調整・局所注射の実施」「褥瘡・慢性創傷のおける腐骨除去」の一〇行為。また、「難易度・リスクが高いため特定行為より削除」を求める行為は、「気管カニューレの交換」「褥瘡の血流のない壊死組織のシャープデブリードマン」「腹腔・胸腔・心嚢ドレーン抜去」「経皮的心肺補助装置など補助循環の管理・操作」など二〇行為があった。

また、厚労省が関係学会にヒアリングを行うと、やはり、各医療行為について危険視する意見が多く寄せられた。

二〇一四年九月には、「気管挿管」について日本麻酔科学会から「看護師の判断で医師のいないところで行うことは極めて危険度が高い」と指摘された。また、気管挿管チューブの抜去や胸腔ドレーンなどの抜去についても、再挿入が必要な時に命の危険があるため看護師が単独で抜去することは危険だと意見が出た。二〇一四年一一月の第四回看護師特定行為・研修部会では、「経口・経鼻気管挿管チューブの抜管」について、日本緩和医療学会からはリスクが高すぎ、抜管は挿管よりハイリスクだと特定行為からの削除が求められた。

そして、偶発事故、予測され説明された合併症の発症が起こった場合、「看護師にされたから事態が悪くなった」と訴えられないための保証が規定されていない、との意見があった。リスクが高いうえ、看護師が行う必然性がないため削除を求められた。

また、「褥瘡の血流のない壊死組織のシャープデブリードマン」について、日本形成外科学会からは「壊死組織の下が健康な組織であった場合、血管や神経を傷つけてしまう可能性もあることから、非常に危険である。メスの使用は避けたほうが良い。壊死組織であるならば縫合は必要な処置ではない。「縫合」しなければならない状態というのは、緊急の全身管理が必要になるような、双極性電気凝固器で止血のできない大量出血の状態である」と意見が出された。日本皮膚科学会も「血流のない壊死組織であることを、見極めることが極めて難しい。医師がこのように判断しても、実際に壊死組織を除去している段階で、動脈出血を起こす場合を少なからず経験する。いったん出血した場合には、電気凝固メス、結紮を行っても出血を止めることがさらに困難になる場合もある」と、特定行為に含めることに反対した。

これらの経緯もあり、「経口・経鼻挿管の実施」と「経口・経鼻気管挿管チューブの抜管」は特定行為から外れ、結果、当初の二〇三行為から大幅に減る形で、三八行為二一区分でのスタートとなった。それでも、三八行為のなかには、もともと看護師が行う必要のないものが多く含まれている。二〇一〇年度の厚労省科学特別研究事業「看護業務実態調査」と日本医師会による「看護職員が行う医療行為の範囲に関する調査」の結果を見ても、実際に看護師が行っている割合は「胃ろうチューブ・ボタンの交換」で二・七〜五・三%、「中心静脈カテーテル抜去」は二・四〜八・〇%、「腹腔ドレーン抜去」は二・六〜四・三%、「動脈ライン確保」は〇・七〜三・一%に留まる。これらは現場で既に事実上、看護師の業務となっているわけではないと言え、本当に必要な業務か疑問が残る。

特定行為の範囲については、今後、見直される可能性もある。その場合、省令で特定行為の範囲が示されることになるが、事前に医道審議会の意見を聴かなければならない(保助看法第三七条の二の三)。

名ばかりのチーム医療——現場からの疑問の声

もともとNP創設に意欲的な日看協の井伊専務理事は、「三八行為が多いとは思わない。特定行為に限らず、看護師が医療を提供できるのが効率的で患者さんにとっても効果的。手順書で医師の判断を待たずにできるよう一歩踏み出した意義は大きい。訪問看護で褥瘡がひどくなっていても、医師に連絡をとって翌週というより早く対応できる。現行法では看護師は疾患の診断はできない。薬剤投与を含めた治療や処置、検査の判断を自立して行えるＮＰが必要。特定行為からさらに次の方向性があっていいはず。もともと特定行為の話は日本版ＮＰと言っていた。ただ、看護師による医療行為の実績がなく一気に法律にはならない。次のＮＰ創設のためにも、研修制度で実績を積み上げていきたい」としており、日看協では、見送られた行為について早めの議論を要望している。

この点で、二〇一六年四月に、関東信越厚生局によって行われた「看護師の特定行為研修に関する説明会」でも、会場から「研修制度は将来的にＮＰを作る準備か」という質問が出されたが、厚労省は「最初はＮＰを目指して紆余曲折あって研修制度になった」と説明し、今後の方向性の名言は避けた。

看護教育の現場を取材すると、特定行為に諸手を挙げているわけでもないことが分かる。神戸市看護大学の林千冬教授は、「米ＮＰにもっていくとしても、医師法改正のハードルが高く、教育水準も医師並みとはいかない。そして、教育投資しただけ見合う報酬も期待できない。専門看護師でもなかなか処遇がよくはならず、その先は管理職になるか大学院に行くか。せっかく学んでも臨床に残る人が少ない。特定行為も中途半端なキャリアになりやすい」と見ている。そして、「高度な医療を看護師が行う場合、その前提としてケアリングの力がないと治療するだけの人となってしまう。現状では中途半端な状態で特定行為をすることになり、ミニドクターになってしまう恐れがある。病棟では、スタッフ一人でも抜けて欲しくないほど人手不足。そのなかでせっかく研修に行かせたスタッフが看護から離れてしまったら何にもならない」と反対の立場をとる。

一方、医師や病院側はどうか。日本医師会の釜萢敏常任理事は、「新しい職種を望む声があることは承知しているが、診療の補助の範囲で役割を果たすのが適当ではないか。特定行為三八行為の範囲の見直しは医療安全の確保を前提に考えれば、拡大するには十分なコンセンサスが必要だ。国民の声として、患者さんが誰に高度な医療行為をして欲しいかという視点を重視しなければいけない」としている。釜萢常任理事は「医師と看護師の両方がいて患者さんは十分な医療が受けられる。医師と看護師では本来、求められるものが違う。特定行為の修了生は急には増えない。範囲の見直しより研修の共通科目の三一五時間が現実的かどうか議論になるのではないか」と見ている。

また、全日病の神野副会長は、「高齢者の増加と在宅ニーズをカバーできるだけの医師を作ることが難しい。特定行為の研修制度を多くの看護師が受けられるような研修時間、学習体制が必要。NPができることには賛成している」としている。

一方で、とりわけ医師不足の著しいＮＩＣＵ（新生児集中治療室）では、看護師による「特定行為」が求められそうだが、東邦大学医療センター大森病院の与田仁志教授は三八行為について「これだけの医療行為を看護師が行うのでは、医師の仕事がなくなってしまう」と苦笑いする。

医師にもトレーニングする機会が必要で、点滴や動脈穿刺は若い研修医がしないと手技が習得されない。若い研修医も、簡単な手技から難しいものへステップアップしていく。与田教授は「全国では、研修医の造影剤の使用ミスで、ショック死して裁判になっていることもある。ダブルチェック体制がなければどんな医師でも危険だ。中心静脈カテーテルの抜去についても、カテーテルがすべて抜けなくて先端だけ体内に残るトラブルもある。常日頃、若い医師に「大丈夫か、無理するな」と言いながら行っているくらい慎重さが求められる。ＮＩＣＵに限っていえば、三八行為すべてができるわけではない。医療行為の確認やフォローとして、エコーやレントゲンを使って看護師が自分の医療行為の安全が確認できないのであれば患者へのリスクが大きくなる」と指摘する。

そもそも看護師も助産師も離職するのが早い。特定行為などのシステムの整備は、看護職が働き続けられる環境が整備されてはじめて活きるのではないか。与田教授は「看護師もそこまで責任を負う必要があるのか。若い医師を育てることも必要。下積み時代の豊富な経験がないと完成された医師になれない。特定行為を看護師がすることが医師の業務負担軽減にはならない」と断言する。

与田教授は三八行為について、「新生児・小児の心臓疾患の領域に限った医療行為について、個人的な考え」としたうえで、「経口・経鼻気管挿管チューブの位置調節」「直接動脈穿刺法による採血」「橈骨動脈(手首の母指側)ラインの確保」「腹腔・胸腔・心嚢・創部ドレーンの抜去」「創傷の陰圧閉鎖療法の実施」「中心静脈カテーテルの抜去」「一時的ペースメーカーリードの抜去」「胃ろう・腸ろうチューブ、胃ろうボタンの交換、膀胱ろうカテーテルの交換」などの約一五行為は少なくとも医師が行うべきと見ている。同教授は「それよりも、患者の身近な存在として看護師や助産師に覚えて欲しいのは、救急蘇生だ。こればかりは時間が勝負で一分一秒を争う。お産にリスクはつきもの。何が起こるか分からず、生まれた赤ちゃんの一〇〇人に一人は蘇生が必要となる。現行法でも緊急の時は看護師が医療行為をできる。そうした緊急時のためのトレーニングを積むという意味での医療行為の研修は看護師にも必要ではないか」と指摘する。

立場によって、または地域や病院規模、診療科によって、特定行為に関する意見は大きく異なる。六年をかけて議論されスタートした研修制度とはいったい、なんだったのだろうか。議論の最初に委員であった川嶋氏は、警鐘を鳴らす。

「医師でも診療科が違えば診断も治療も難しい。それを、看護師が医師の補助者という名の専門職としてやるというのか。医師と同じ業務を看護師がしたいなら、医学部に入って医師になればいい。医師の補助というように専門職に補助と名のつくのは看護師だけだ。質を問うレベルではない。今、専門職としての存在の危機的事態となっている。特定行為の話を契機に看護が看護でなくなった」

委員の一人は、「この議論はなんだったのだろう。特定行為は医師不足を背景にスタートしていたところがあるが、チーム医療推進会議は医師と看護師の縄張り争いに過ぎなかった。チーム医療にとって医師の指示は絶対的な条件。治すから支えるという視点が不十分だった」と振り返る。

日本医師会の釜萢常任理事は「研修制度が始まったことで何かが変わるとすれば、看護師が患者さんの状態をより医学的に観察して評価し、判断することができるようになることだろう。今までも看護師が経験を積むことでできるようになっていたが、医師の主な仕事である評価と判断を看護師にも求めるという、時代の要請で役割が少し変わっただけだ」と話す。

看護問題に詳しい、ある知事も「看護師に専門看護師がいて、認定看護師がいて、さらに特定行為のできる看護師ができるとなると患者さんが混乱するだけ。医療行為の縄張り争いをして中途半端に特定行為をするよりも、責任もってできるNPを目指すべきではないか」と冷ややかだ。

中途半端な状態で見切り発車したとも見えかねない研修制度。厚労省は在宅を中心とした一〇万人の研修修了生を目標としているが、その達成についてはどの業界も懐疑的だ。

日看協は、「安全を担保したうえでの特定行為。数だけ増やし粗製乱造をしてはいけない。それなりに教育投資が必要なため、二桁万人というならもっと国のバックアップが必要だ」としており、日本医師会では、「研修時間三一五時間の負担は重く、現場から人を研修に出せるのか疑問だ。医師不足を理由にし、医師の業務負担の軽減のために看護師が特定行為をするのは本筋から外れ、うまくいかなくなる。手順書を作るにも相当の覚悟がいる。急変時の対応はマニュアルが利かないため手順書を出す医師の責任は重い。医師と看護師の間に信頼関係がないと書けない。一〇万人はかなり時間がかかる」としている。

医師法第一九条では、診療に従事する医師は、診療治療の求めがあった場合には、正当な事由がなければ、これを拒んではならない、とある。同法二〇条では、「医師は、自ら診察しないで治療をし、もしくは診断書もしくは処方箋を交付してはならない」という旨が定められている。つまりは、当然のことだが看護師に丸投げはできない。

前述の川嶋氏は「大学病院など日本で一位二位を争うハイレベルと言われる病院に入院した患者さんの話を聞いても、看護の現状があまりに恥ずかしいレベルになっている。有名大学の卒業生や大学院卒のナースが看護の基本も分かっていない。〝看護崩壊〟を過ぎ、専門職がなくなった」と憂う。

日本医労連の三浦宜子（よしこ）書記長は、「時代や技術が変わっても、一人一人の尊厳をまもり患者さんや家族に寄り添う視点の大切さは変わらない。医療の高度化だけでなく、看護や介護の力によって救われるいのちもある。効率だけを優先し、看護や介護の専門性を認めないのは、医療従事者だけでなく国民全体にとってマイナスだ」と指摘している。

全日本民医連の窪倉みさ江副会長は、「最初は医師不足から特定看護師を作ろうという議論が、チーム医療という都合のいい掛け声に変わり、二〇二五年の高齢化に向けた医療と介護にすり替わった。理念のない制度創設で信用できない」と語気を荒げる。全日本民医連では、各病院で特定行為を看護師が行うのか病院長や医師と一緒に議論してたところ、地域や病院によっては、特定行為は行わないと決めている。

追い出し医療の現実と、それを受け止める看護師の業務拡大について、国民が知らないままに進んでいる。

置き去りにされた准看護師問題

看護師の業務拡大が進む中で、長年に渡って放置されているのが准看護師の問題だ。

看護師不足は何十年も前から言われてきた。それを補う形で、戦後、一九五一年に准看護師制度ができた。当時、女子の高校進学率が三七％と低いことから中学校卒業を要件とした「看護婦を補助するもの」として始まり、六〇年以上になる。基礎学歴の要件が、医療職種のなかで唯一中学校卒だ。

准看護師は、保健師助産師看護師法のなかでは、「都道府県知事の免許を受けて、医師、歯科医師、または看護師の指示を受けて」療養上の世話や診療の補助を行うとされている。そのため、本来であれば、第一章や第二章の例のように、夜勤などの現場で准看護師が医師からも看護師からも指示を受けず、自分の判断で医療行為を行うことは違法なのだが、それがまかり通っている状況だ。

看護師は高校卒業が要件となり、看護師になるために三〇〇〇時間以上の教育を受け、一〇

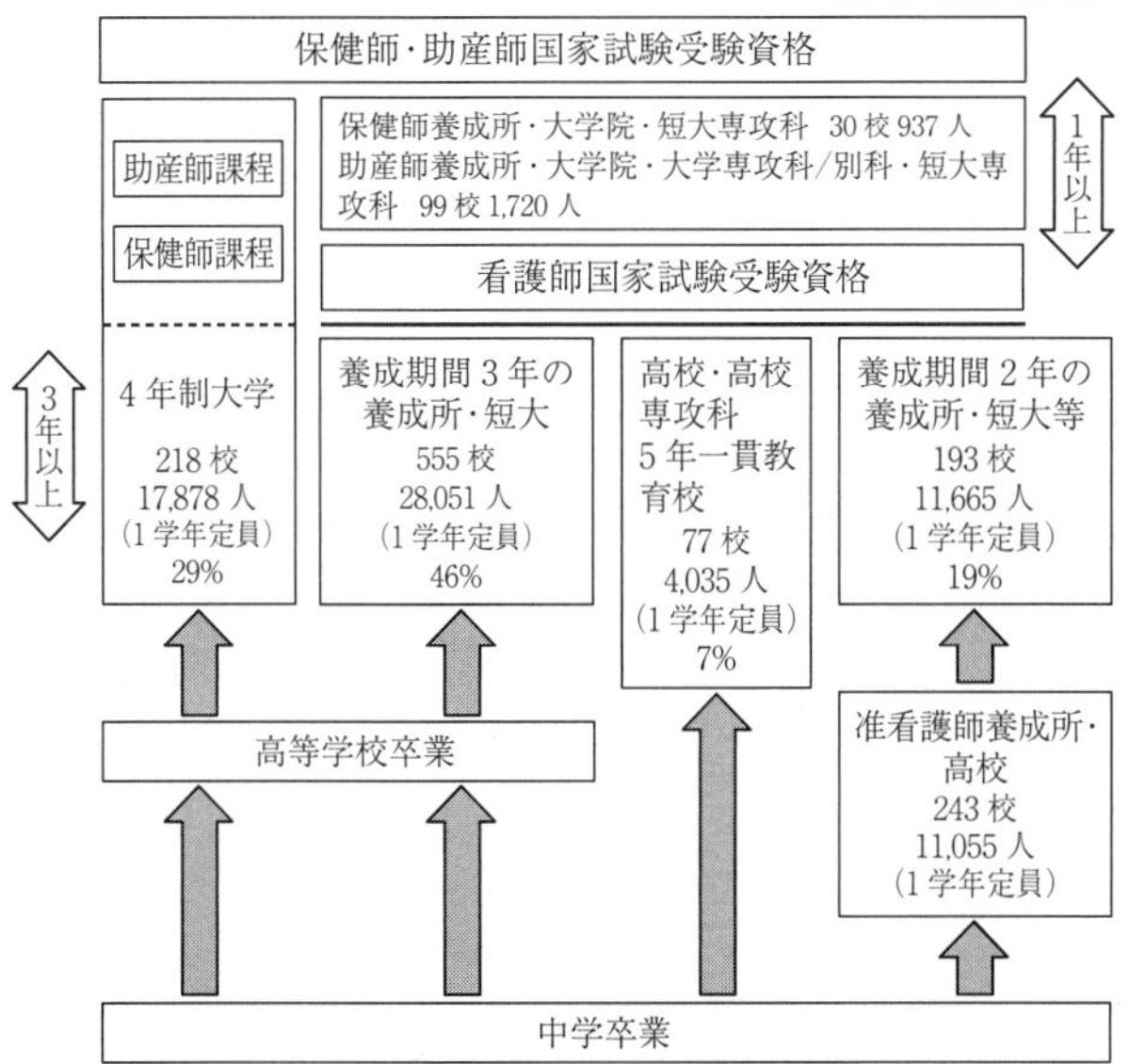

(注)学校養成所数，1 学年定員は 2013 年 4 月現在．
(出典)「看護師等学校養成所入学状況及び卒業生就業状況調査」(厚生労働省)．

図 4-2　看護教育制度図(概念図)

三五時間以上の実習をする。准看護師は中学校卒業が要件で教育時間は一八九〇時間で、在宅看護の科目がない。実習時間も七三五時間以上と看護師より少ない。

働いている看護師が二〇一四年で一〇八万六七七九人に対し、准看護師は三四万一五三人。保健師や助産師も合わせた看護職全体のうち、四人に一人は准看護師が占めている。二〇一三年度の准看護師学校養成所の卒業者は約一万人で、二八%は卒業後に就業せず進学するが、六六%は准看護師として就業している。看護師と比べ求人が限られ、有効求人数は、病院の看護師で約七万九六一六人だが准看護師は約四〇八四人、診療所はそれぞれ約一万八〇二七人に対して約二五一八人となっている(ナースセンター求人・給食統計「施設種別求人数等の実績(年報)」二〇一四年度)。給与にも格差があり、どの年齢層でも看護師より給与が低く、月に六〜八万円前後の差があり、生涯賃金では四〇〇〇万円以上の差が生まれる。

それでも、一般企業などで働きながら看護職への転身に挑戦する場合は、通学できるところに看護専門学校や大学があっても学費が高くてあきらめざるを得ない場合などがあり、働きながら目指すことのできる准看護師の道を選ぶケースは少なくない。

日本医師会では、全国各地で准看護師の養成をしてきたことから「准看護師は社会人が看護職になる際に、働きながら目指すことができるため、堅持したい」としている。同会の釜萢常

表 4-2　看護師と准看護師の違い

	看護師	准看護師
入学要件	高校卒業	中学校卒業
教　育	97 単位(3000 時間※)	1890 時間
免　許	厚生労働大臣の免許	都道府県知事の免許
業務に関する法律上の位置づけ	「傷病者若しくはじょく婦に対する療養上の世話又は診療の補助を行うことを業とする」	「医師，歯科医師又は看護師の指示を受けて，前条に規定すること(傷病者若しくはじょく婦に対する療養上の世話又は診療の補助)を行うことを業とする」
保健師・助産師へ	取得可能：大学，大学院，養成所等で保健師・助産師養成課程を修了し，国家試験を受験	准看護師資格では取得不可：保健師・助産師の資格取得には，看護師養成課程修了と看護師国家試験合格が必須
専門看護師・認定看護師へ	取得できる：大学院，養成所等で養成課程を修了する	取得できない

(注)看護師等養成所の運営に関する指導ガイドライン(別表3：看護師教育の教育内容を規定)の中で，「3000 時間以上の講義・実習等を行うものとする」と定められている．
(出典)日本看護協会ホームページより．

任理事は、個人的な考えとしたうえで、「准看護師が二年の学習でとれる知事免許、看護師は三年以上で国家資格。二年の教育と三年の教育の水準は同等ではない。ただ両者に仕事の差がないケースがほとんどだ。現場で暗黙の了解のうちに行っている同じ業務について、処遇格差もあり、業務のすみわけが必要だ。准看護師の地域定着率は高いため、准看護師が働き続けられるよう業務整理にもう少し踏み込むべきだと考えている」と話す。

准看護師になってから看護師になる場合、専門学校に通うなどしたうえで国家試験を受けることになる。准看護師から看護師になる場合、最長一四年かかる。働きながら准看護師になり、准看護師として働きながら看護師を目指すパターンがそれで、准看護師学校養成所に二年通って資格を取り、そこから実務経験一〇年になると、通信制の看護師学校養成所で二年学んだうえで、看護師の試験を受けることになる。ただ、この実務を積む一〇年の間に、看護師になることを諦めるケースが少なくない。

首都圏にある中小病院で働く准看護師の飯田友子さん(仮名、四〇歳)は、一八歳で准看護師になった。一度は看護師になるため学校に通ったが、子どもができて断念せざるを得なくなった。現在は、「子どもが二〇歳になって、大学に通うなどして勉強できるかもしれない」とも思うが、「もし看護師になったとしても、病院は准看護師の経験をキャリア換算してくれないため、看護師として初任給からのスタートとなる。すると、定年までの給与と学費を考えると割に合わなくなる計算だ」とあきらめ顔だ。

実務経験の年数については方向がつけられており、二〇一五年の「日本再興戦略　改訂二〇一五」において看護師養成所(通信制)の入学要件となっている一〇年以上の実務経験について短縮するよう閣議決定された。その後、厚労省は、「保健師助産師看護師学校養成所指定規則の一部を改正する省令案」(仮称)をまとめ、要件を七年以上に変更することと、教育の質を担

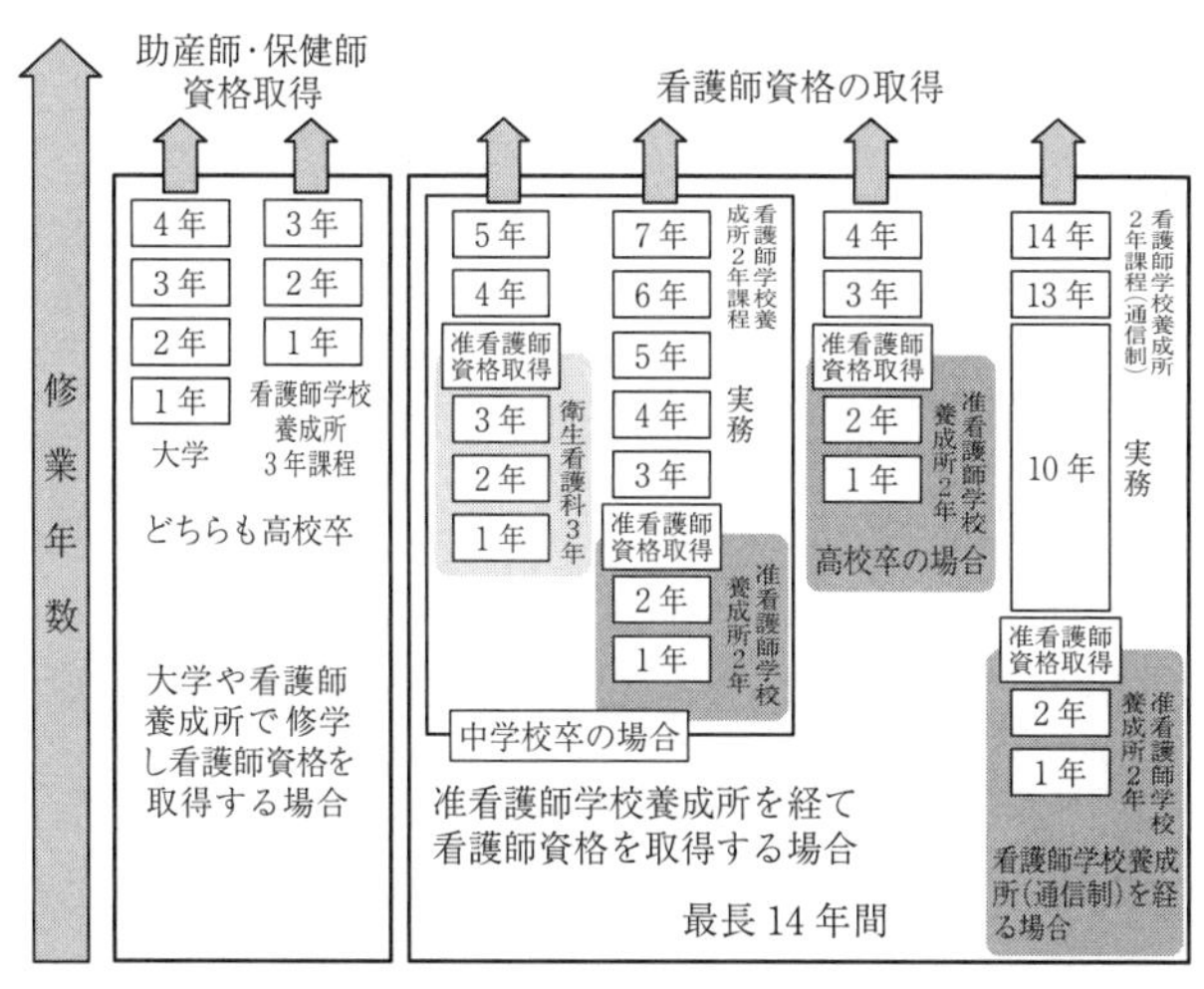

(出典)日本看護協会ホームページより.

図 4-3　准看護師を経た看護師資格の取得は遠回り

保するため、必要な専任教員のうち看護師資格のある者を現行の七人以上から一〇人以上確保するよう定めた。

これについて、前出の日本医師会の釜萢常任理事は、「もともと医療従事者が通信制で免許や資格がとれるのは特殊だ。この一〇年という根拠はあいまいなところもあるが、経験を積んだ場が病院なのかクリニックなのかなどの差もあり、短縮できるかというとそれも難しい面がある」とする一方で、「准看護師の研修の機会は看護師に比べ少ないので、研修を充実できるよう二〇一五年一一月に日本准看護師連絡協議会を立ち上げた。准看護師が在宅でも働けるようにしっかりとした環境整備が必要だ」

としている。日本医師会では、「新人看護職員研修における新人准看護師の技術等の到達の目安」を作成して、准看護師の技術の底上げを図ろうとしている。

そもそも准看護師制度を巡っては、一九九四年の少子・高齢社会看護問題検討会報告で「現在准看護婦免許を有する者の将来や今後の看護職員全体の受給状況等を勘案しながら、准看護婦学校養成所等の実態の全体的把握を行い、関係者や有識者、国民の参加を得て速やかに検討し結論を得るべきである」と提言された。そして、九六年の「准看護婦問題調査検討会」の報告書では、「二一世紀の早い段階を目処に看護婦養成制度の統合に努めることを提言する」と、看護師との一本化がうたわれ決着を見せたはずが、それ以降、具体的な話は進んでいない。

こうしたなかで准看護師の雇用環境が変わる制度変更が起こった。「診療報酬の入院基本料のなかで看護師比率が定められた一九九四年から一般病棟での准看護師の雇用は激減していった」と、神戸市看護大学の林教授は指摘する。

一般病棟で看護配置が「七対一」「一〇対一」では看護師比率七〇%以上を求められているため、看護師を配置しないと、診療報酬がとれなくなるため、おのずと准看護師の採用が減ることになる。すると、療養型病棟や老健施設、精神科病棟で准看護師が増えていくことになる。林教授は「准看護師になっても医療機関での就職先が限られることで、経験を積んで看護師になる道が狭まり、現場の経験を積んでの成長が遠回りになってしまう。訪問看護ステーションでも准看護師が訪問すると保険点数が看護師と比べ約九割になるため、本人に能力があっても事業所側が雇いたがらないことが少なくない」と問題視している。

日看協の井伊専務理事も「准看護師の教育が中卒を前提としている。今のニーズは在宅で判断を求められる環境となっている。看護師を確保することが必要だ。看護師に移行できるよう、研修や奨学金など総合的に支援を続けたい」と、早期の一本化を求めている。

現実問題として、自治体病院や大病院のほとんどで、准看護師の新規採用をしていないため、正職員として働こうと思うと選択肢が限られる。訪問看護ステーションでは、そもそも准看護師を採用できないと勘違いをしているところもある。そのなかで、准看護師が四〇～五〇代に入れば、中途採用の道はなおさら狭まってしまう。

神奈川県内の中小病院で働く准看護師の清水真樹さん(仮名、五〇代)は、定年退職まであと数年。なんとか最後まで働かなくてはと歯を食いしばっているが、「転職先がないことで、准看護師は皆が行きたがらない部署への異動、したがらない業務を断ると飛ばされる」と、受け身にならざるを得ない。

同僚の准看護師が異動を断ると、その同僚が膝を痛めていることを上司が知りながら、通勤に二時間ほどかかる系列の病院に飛ばされた。その同僚は「通勤が困難だ」と辞めていった。師長は「准看は金にならないからね。いつでも辞表を持ってきて」と強気だ。そして、精神疾患のある患者や、いつ息が止まるか分からない人工呼吸器のついている患者など重症患者ばかり担当させられる。

看護師と同じ仕事かそれ以上のことをしても、給与は格段に低い。真樹さんの病院では、三五歳の時点で月給は三〜五万円違い、二〇歳から定年退職までを計算すると一五〇〇万円も差がつく。看護師は頻繁に研修を受けているが、准看護師は年に数回あれば良いほうだ。准看護師が夜勤手当もあって手取り二五万円、ヘルパーが月二〇万円。

「人の生き死にに直面して医療行為をしているとは思えない賃金水準だ」と真樹さんは嘆いている。

神奈川県医療労働組合連合会と神奈川移行教育をすすめる仲間の会が「二〇一六 准看護師アンケート」を行うと、一四五人の回答が寄せられた。「准看護師としての率直な思い」の問いに対して、「賃金低い」が圧倒的に多かった。自由記載の欄には、研修の機会が少なく、キャリア形成やステップアップのシステムから外されている苦悩が記されていた。それでも日々、チームとして活動しなければならない。准看護師として一〇年働くうちに家族ができれば通学

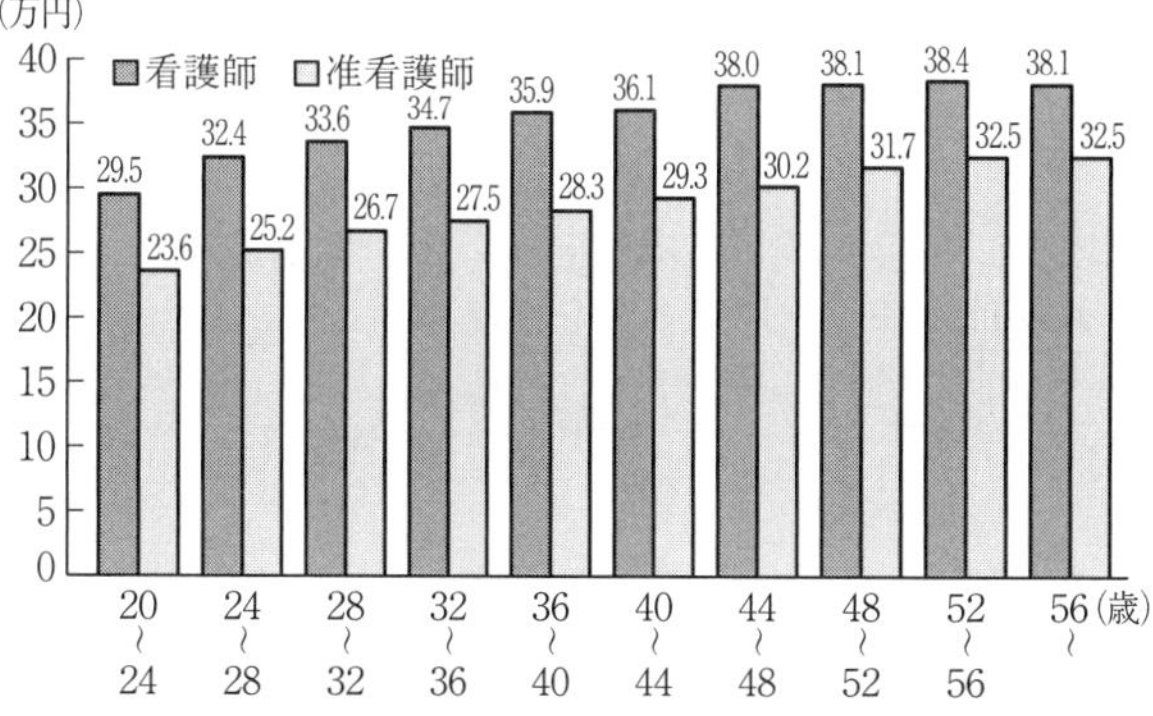

(注)民間に勤務する労働者(年齢は2014年4月1日現在). 20歳から60歳まで勤務した場合.
(資料)人事院「平成26年職種別民間給与実態調査」.
(出典)日本看護協会ホームページより.

図4-4　看護師との大きな給与格差
准看護師は看護師よりも給与が低く，どの年齢層を見ても月に約6〜8万円前後の差があり，生涯賃金としては，約4000万円以上の差が生まれる.

が困難になり、経済的な負担であきらめるケースも多い。経済支援や看護師学校養成所二年課程(通信制)の県内設置を求める声も多かった。

前述の林教授は続ける。

「准看護師は制度上、管理職になれないため、ずっと臨床で看護をしていることになり、第一線で活躍している。看護人材として准看護師の経験は重要だ。国は訪問看護師を増やしたいというが、准看護師の教育にはそうした専門科目は含まれていない。生活に近いところで看護している准看護師が教育を受けやすい制度を整え、看護師になりやすくすべきだ。准看護師の制度が問題ではあるが、准看護師の個々人の努力が日本の看護を支えてきた。看護師や介護職も含めた、ケアワーカー養成のグランドデザインが欠けている」

こうした状況のなか、神奈川県内では、二〇一一年一二月に「医療のグランドデザイン・中間とりまとめ」を策定。県内の看護教育のあり方について、課題が問題提起されたことを受けて、外部有識者を招いて「神奈川県における看護教育のあり方検討会」を設置し、翌年一月から検討を進めた。その結果、准看護師養成を早期に停止すべきという第一次報告がされ、二〇一二年六月に准看護師の養成を停止することを表明した。県立衛生看護専門学校では、一三年四月の入学生を最後に、募集を停止。それ以降は、その枠を看護師養成に振り替える。加えて、医師会などが作る民間の准看護師養成施設に対する運営費補助金も一三年四月の入学生が卒業する一五年三月までとした。その後、県と神奈川県医師会との間で話し合いがもたれ、当初の方針を二年延ばすこととなった。

神奈川県の黒岩祐治知事は、「看護師と准看護師の仕事が同じであっていいはずがない。ましてや、同じ仕事をしながら賃金格差があるのは、経営側の論理としか見えない。看護師は患者さんのための存在であるべきで、神奈川県が准看護師の養成を停止したのは、看護を大事にしたいという看護界への大きなメッセージだ。一本化の実現は、政治の役割だ。誰のための医療かを考えなければならない」と話す。

同県では、民間の有志による草の根活動も地道に行われている。神奈川県医労連と神奈川移行教育を進める仲間の会が主催して、毎年、「放送大学夏季集中講座」を行っている。この学習会は、准看護師として働きながら看護師を目指す人を対象に、一〇年以上前から行われている。母性、小児、精神、成人、老年期看護の五科目について、神奈川県立保健福祉大学の教員を講師に迎え、一科目、一講座を五〇〇〇円で受講できる。毎年、一〇～二〇人程度、子育てしながら看護師を目指す女性などが参加している。

こうした地道な取り組みが奏功しているのか、神奈川県では、就労看護職員の数が増えている。二〇一〇年と一二年を比べても、四九一八人増え、全国トップだった。

前述の移行教育を進める仲間の会の実態調査でも、准看護師のほとんどができるなら看護師になりたいと思っている。そして、より看護師になりやすい制度になることを待ち望んでいる。同会ではかねてより、①全国で准看護師の養成を停止し、看護師養成を一本化、②通信制の入学要件を現行の実務経験一〇年以上から三～五年へ短縮する、③各県に一校の通信制看護師学校養成所を作ること、④国の予算で学校や実習先の指導者を確保すること、⑤国による奨学金制度の拡充など、を求めている。

ともかく看護師が足りない！

希望を抱いて看護の世界に入っても、これまでの章でみたように、理想と現実のギャップが大きすぎ、過酷な労働環境に心身ともにバーンアウトして辞めていくのが現状だ。

日本看護協会の「二〇一五年病院看護実態調査」によれば、一四年度の常勤で働く看護職員の離職率は一〇・八％、新卒の看護職員では七・五％となっており、ここ数年、同程度で推移しているが、年間で一五万人近くが辞めていることになる。離職率は、自治体病院が少し低い傾向があり常勤で七・三％、新卒で六・八％だった。「医療法人」（一三・五％）「社会保険関係団体」（一三・〇％）「個人」（一二・五％）が高い。その結果、勤続年数「五年未満」以下が約四割をしめ、平均でも一〇・七年にしかならず、三五歳未満の看護師が五六・五％を占める（日本医労連）。超急性期の私立大学病院では軒並み平均年齢が二八〜二九歳となっている。

日看協の「時間外勤務、夜勤・交代制勤務等緊急実態調査」（二〇〇九年）では、交代制で勤務する看護職の二三人に一人、合計で約二万人が月六〇時間を超える時間外勤務で過労死危険レベルにあることが浮かび上がった。この調査は、当時、若い看護師二人が相次いで過労死し、二四歳の看護師が労災認定を受け、二五歳の看護師が公務災害の判決を受けたことで緊急に行われた調査だった。

それから七年あまりが経つが、看護師の長時間労働や未払い残業の実態などは大きくは変わっていない。二〇一二年一二月には、北海道のＫＫＲ札幌医療センターで働く新卒の女性の看護師（当時二三歳）が、就職してわずか八か月後に自死した。関係者の話によれば、職場は重症患者が次々と入れ替わる急性期病棟で、病院側は「業務とは一切関係がない」と詳しい説明はなされず、遺族がやむなく弁護士に相談して労災申請をすることを決断したという。女性は、月に平均八〇時間近い時間外残業をしていたが残業代はゼロだったとされる。二〇一五年一月に「新卒看護師の労災認定、裁判を支援する会」が結成され、遺族の支援活動が行われている。

日本医労連の「看護職員の労働実態調査」（二〇一三年）では、六〇時間以上の残業をしている看護職は一二五人に一人と推計され、過労死が危険視されている。人の命を守る看護師が自ら命を絶つ、命を落とすような働き方であってはならない。

東京都庁職員労働組合病院支部が、二〇一五年四月に都立病院に入職した新人看護師を対象に行った「新人看護師の超勤とバーンアウトの関係」の調査では、一三四人、のべ五三七人日分のデータが得られた。勤務前後の超過勤務時間を合算して全超過勤務として、平均値を求めた。最長労働時間はシフトの前後の全超勤が四時間四五分で、総労働時間が一二時間三〇分だった。バーンアウトを示す「情緒」「脱人格化」「個人的達成感」を見ていくと、全超勤時間が九〇分を超えるとまず「個人的達成感」の指標が悪化し、二交代夜勤中に匹敵する疲労度となった。そして「情緒的消耗感」を覚えていく。一八〇分を超えると「脱人格化」が著しく悪化していき、メンタルヘルスに悪影響を与えることが明らかになった。

全国各地で看護師が厳しい環境で働き、その悲痛な叫びが聞こえてくる。

北海道の看護師は、「病院だけでなく訪問看護も人手不足で夜間待機が多くなり、明けの保障がされずまた日勤という状況で訪問看護師が辞めていく。雪も降り、一軒一軒の移動距離が何十キロもある地方と都会の診療報酬が同じでは不利だ」と訴える。

三重県では、名古屋などの都市部に看護師がとられてしまい慢性的な看護師不足に陥っている。「三交代の夜勤が月一〇〜一一回という多さが状態化している。師長が二交代にしようと言っている」とベテラン看護師が危機感を抱いている。夜勤回数が多いと十分な休息を加味できず「日勤—深夜」というシフトが組まれやすい。すると、朝八時三〇分から夕方五時三〇分までの日勤でも時間通りには終わらず、二〜三時間は残業して夜八時から九時に仕事を終えて、数時間後の深夜〇時から深夜勤に入ることが少なくない。だったら、「準夜勤」(一六時三〇分〜一時三〇分)と「深夜勤」(〇時三〇分〜九時三〇分)を連続して行う二交代で夕方四時三〇分から翌日九時頃までの勤務のほうが「マシだ」ということで二交代に移行するケースが多いという。

三交代と二交代では、病棟に配属する看護師が二交代のほうが少なくて済む。準夜勤なら残業になるはずの「深夜勤」がセットになることで残業代も発生せず、深夜に帰宅する時のタクシー代が節約されるなどの経営メリットが大きい。働く側にとっても、「日勤―深夜」は体が辛い。二交代のほうが、夜勤明けの日が自由になり次の日が休みになると、見かけ上、二連休のように感じる錯覚に陥る。

三交代制のシフトには、時刻による「正循環」と「逆循環」がある。正循環は、たとえば「日勤―準夜勤―深夜勤」というように、だんだんと勤務のスタート時間が遅くずれていくパターンとなる。逆循環とは、その反対で「日勤―深夜勤―準夜勤」というように、勤務のスタート時間が早まっていくパターンとなる。人間の体内時計はプラスマイナス二五時間になっている。そのため、いつもより遅く寝て遅く起きることはさほど辛くなくても、いつもより早く寝て早く起きることが難しいのは身体のリズムによるもの。正循環のほうが身体のリズムに沿ったものとなるが、逆循環はそれに逆らって無理をして早く起きなければならないので、負荷がかかり、辛くなるのだ。ただでさえ辛い「日勤―深夜」なのに、勤務と勤務の間が数時間しかなく十分な睡眠も休息もとれないまま深夜に仕事をし、それも残業になることが多いとなると、疲れ切ってしまう。

連合が二〇一二年一一月から一三年一月にかけて行った「看護職員の労働・生活実態調査」(回答者数は七一四三人)では、看護職員の七四・七％が三交代制で夜勤を行っており、月平均七・九回だったが、九回以上が三八・六％に上った。二交代制の夜勤回数の平均は四・七回で、五回以上は四一・六％と多い。勤務間隔で山になっているのが、三交代では「五時間以上六時間未満」で、二交代では「九時間以上一二時間未満」「一二時間以上一五時間未満」と、十分とは言えない水準だ。日本医労連の調査でも、一番短い勤務間隔について「一二時間未満」は約七割を占める。ＩＬＯ(国際労働機関)では、ＩＬＯ看護職員条約・勧告によって一二時間以上の勤務間隔を求めているが、それが確保できている現場は限定的だ。

新潟県職員労働組合医療部では、県立病院の看護師を対象にアンケートを実施(回答者数は約一五〇〇人)。夜勤の「正循環」について尋ねたところ、正循環について知っているのは二五％に留まった。ただ、「今の逆循環への不満」として、「準夜後の休日は休んだ気がしない」(三五％)、「深夜入りが辛い」(三三％)、「疲れがとれない」(三〇％)となり、意識していなくても体が悲鳴を上げていることが示唆される。

本来なら、夜勤は短く、回数は少なくしなければ心身ともに健康を損なう。深夜二時以降に照明の光を浴びることでホルモンのバランスが崩れ、女性は乳がん、男性は前立腺がんにかかる確率が高まることは欧州では科学的に証明されており、夜勤労働者がそれらの病気になると労災の対象になる。

そもそも、診療報酬の制度上、三交代が基本とされてきたが、一九九二年の通達によって「なるべく三交代制であることが望ましいが、保険医療機関の実情に応じて二交代制の勤務形態があっても差し支えない」とされた。前述したほか、経営上のメリットが多く二交代が急増。日本医労連の「夜勤実態調査」によれば、二〇〇〇〜〇五年までは二交代の病棟は全体の七〜八％に留まっていたが、〇六年から増え始め一五年には三二・一％を占めている。一六時間以上の夜勤が五五・一％と過半数を占め、長時間夜勤化している。

夜勤労働に詳しい大原記念労働科学研究所上席主任研究員の佐々木司氏は、かねてより「一六時間以上の夜勤は、国際的に見ても異常だ」と問題視し、「一六時間もの長時間夜勤では、たとえ仮眠が二時間あったとしても、深夜の眠気の出現率が高くなる。とりわけ夜勤時間帯の後半で仮眠をとった看護師の場合、眠気の出現率が高く生じて患者の安全性の点からも問題がある。最近では、深夜も日勤と同様に繁忙感が高まっており、そのような状況では一層、危険だ」と長時間夜勤に警鐘を鳴らす。

看護界では、一九六〇年代に「ニッパチ闘争」が起こって現場の看護師たちが夜勤の改善を強く求めた。ニッパチとは、夜勤を二人以上、月八日以内というスローガンの二と八をとったもので、当時、新潟県立病院を発祥として全国に運動が広がった。当時、人事院が一人夜勤の廃止に向かった計画的努力を行い、月平均八回を目標とすることをうたった。九二年に「看護師等の人材確保の促進に関する法律」が公布され、「看護婦等の確保を促進するための措置に関する基本的な指針」が示され、二人以上、月八回の夜勤が推進された。

ただ、依然として夜勤は多い。日本医労連の一四年調査でも三交代の夜勤で二五・一％が「九日以上」となっており、連合の一二年調査でも三八・六％が「九回以上」となっている。夜勤の人員体制は、「三人以上」が三交代で約七割、二交代では八割となり人数には改善傾向がみられるが、認知症患者の増加や医療の高度化で追いつかない状況だ。

時間外労働も多い。日本医労連の調査では、シフト別の始業時間前労働と終業時間後労働の平均を出しており、日勤はそれぞれ二四分、四八分、準夜勤は同二八分、三三分、深夜勤は二五分、三五分。二交代の夜勤では同二五分、三三分となっているが、あくまで平均だ。深夜勤の後の残業について約六〇分が一八・一％に上り、約九〇分が六・九％、約一二〇分以上も二・二％いた。前述の連合の調査では、一か月の時間外労働の平均は一二・二時間だが、所定時間の開始前に業務をしたり、終業時刻後に続けて働いた場合の残業を申請していないケースが目立っている。始業前の業務について申請「しなかった」が九一・一％に上り、終業後の業務も申請を「全部はしなかった」が五二％、「しなかった」が二七・三％だった。

日本医労連が三〇県一〇〇施設で「二〇一五年秋・退勤時間調査」を行った。医師、看護師、医療技術職など一万二五一八人の状況が集約され、不払い残業の多さが指摘された。始業前時間外労働が二万三〇〇〇円、終業時間後の時間外労働で四万三〇〇〇円、一人当たりの月額不払い額は合計六万六〇〇〇円に及んだ。一〇〇〇床規模の大病院では、看護職員だけでも一か月当たり約六六〇〇万円の不払い賃金が発生。看護師三〇人の病棟では、残業解消のために約四人の増員が必要になるという。

三交代でも二交代でも、本来は「交替」であって、一日を何分割かして、時刻が来たら完全に人が入れ替わらなければならない。その意味からすれば残業があってはならないはずだが、残業は恒常化している。

連合の調査でも、「最近一年間において看護職を辞めようと思ったことがあるか」という質問に対して、「辞めようと思ったことがある」は五二・一％と過半数を占めた。日本医労連の調査では、二割強が「いつも辞めたい」、約六割が「時々辞めたい」と思っており、合計で八割が辞めたいと考えている。その理由は「人手不足で仕事がきつい」(四四・二%)が最も多く、次いで「賃金が安い」(三三・九%)、「思うように休暇がとれない」(三三・一%)、「夜勤が辛い」(三一・六%)、「思うような看護ができず仕事の達成感がない」(二七・八%)と続く(三つまで複数回答)。

日本医労連では夜勤改善と大幅な増員が緊急の課題だと、二〇一四年九月に「めざすべき看護体制の提言」をまとめた。二〇〇七年の国会決議「日勤は患者四人に看護師一人、夜勤は患者一〇人に看護師一人以上」を基本として、八時間労働で生体リズムに合った正循環勤務にするため「夜勤のための勤務免除」を設けて、週当たり労働時間は欧州並みの週三二時間労働とすることを提唱している。そして、完全週休二日制と他の休暇を完全取得し、夜勤は三交代の五人体制で月六日以内(当面八日以内)、一看護単位(病棟)を四〇床にする前提で計算。病棟の看護師は二一〇万人、外来で三六万五〇〇〇人、訪問看護で一四万四〇〇〇人、介護施設や学校などに二三万七七〇〇人で、合計三〇〇万人が必要だとしている。つまり、看護師がバーンアウトせずに働くには、現在の倍の人数が必要とされるということだ。OECD(経済協力開発機構)の二〇一〇年のデータによれば、一〇〇床あたりの看護職員数は、日本は六九・四人しかいないが、ドイツは一三〇人、イギリスは二七九・六人など大きな差があり、国際的に見ても看護師不足の状況だ(図4-5)。

厚労省の調べでは、二〇一〇年末時点で七一万四六六九人が「潜在看護職員」だと推計されている。看護職員の潜在化率は三三・九%となっている。

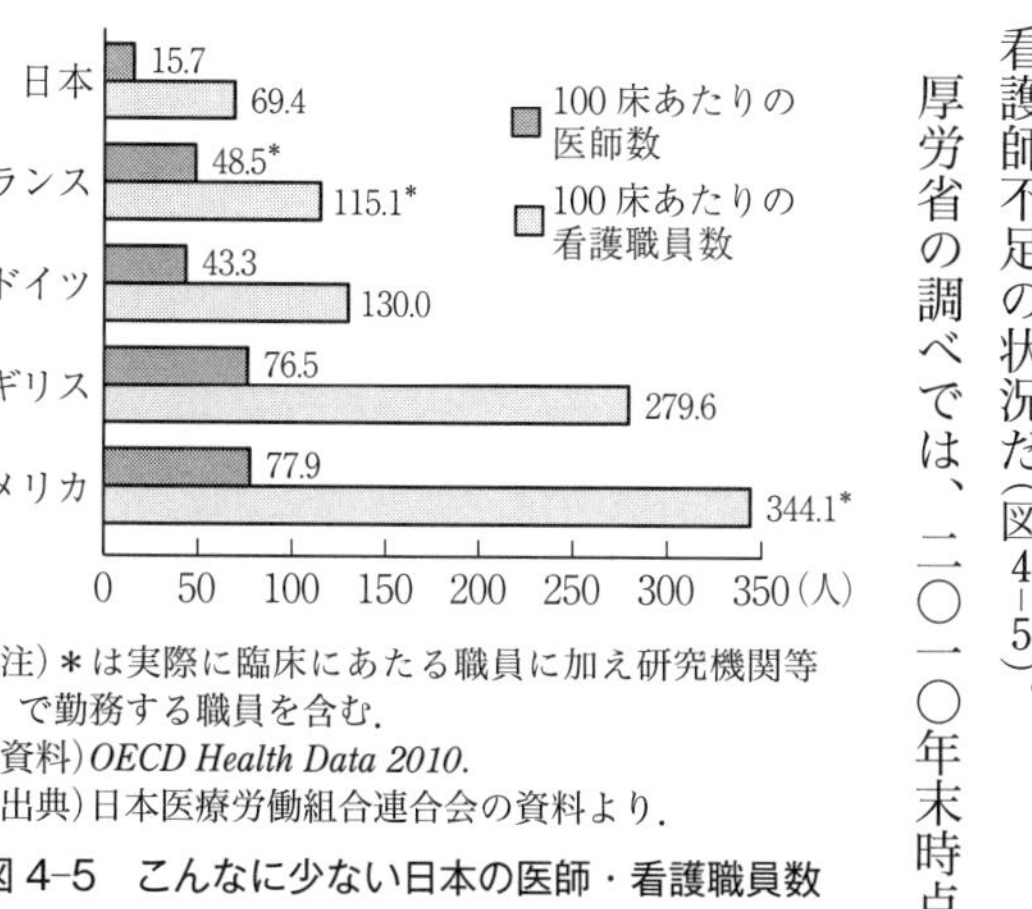

(注)＊は実際に臨床にあたる職員に加え研究機関等で勤務する職員を含む.
(資料)*OECD Health Data 2010*.
(出典)日本医療労働組合連合会の資料より.

図4-5　こんなに少ない日本の医師・看護職員数

潜在看護師の退職理由は各調査で共通して、妊娠・出産・育児がトップとなっており、結婚も上位につく。若手の看護師に取材を重ねると「妊娠を口実にしないと人手不足でなかなか辞められない」「妊娠しても夜勤免除されず、流産や早産が心配で辞めた」「結婚して子どもが欲しくても、夜勤が多く不規則な生活では妊娠を望めない」などの胸の内を明かしてくれることが多い。実際に、かねてより看護師の妊娠異常は一般の職業より多く、ニッパチ闘争の頃から問題視されてきた。

日本医労連の調査では、看護職の三人に一人が切迫流産(流産しかかる状態)を経験しており、一〇人に一人が流産している。妊娠すれば、本来は男女雇用機会均等法によって、本人が申請すれば業務負担軽減や夜勤免除されるが、人手不足でそれが叶わない、気を遣って言い出しにくい雰囲気がある、夜勤手当がなくなると生活できなくなるなどの理由で徹底せず、妊婦の三分の一が夜勤・当直を免除されていない状況だ。若手の看護師が多いと、結婚・出産ラッシュを迎えやすく、妊娠の順番が囁かれる。師長から妊娠するなと忠告されたり、次年度の勤務希望の調査で妊娠の計画の有無を聞かれている職場もある。

そのようななかでは、実際には、無事な出産を望み、子育ての時間を失いたくないと思えば、辞めるしかない。そして、女性が多い職場での人手不足は、マタニティ・ハラスメントを増大させる。

静岡県では「妊娠しても大きなお腹で出産ギリギリまで夜勤。切迫早産になって産休を前倒しして休暇に入るケースが目立っている」という。香川県では「妊娠しても、周りに迷惑をかけてはいけないと思って、妊娠について黙っている。周囲も配慮してあげられず妊娠異常を起こしてやっと、妊娠していたことを知る」という状況だ。出産しても育児休業を満足にとれず、産後、毎日のように師長から電話がきて「早く戻ってきて」と懇願されるケースも少なくない。

中越地方のある自治体病院では、「病院で働く看護師などの非常勤職員(パート・臨時職員)には産前産後休業の合計四か月しかなく、しかもその間は無給になる。育児休業をとることができない」と実情を訴える。

労働強化の背景

こうした労働強化の背景には必ず診療報酬などの制度の問題がある。

たとえば、第二章で取り上げた「七対一」の厳格化は、一四年度の診療報酬で在宅復帰率が七五%だったものが一六年度に八〇%になったことで、入院患者の追い出しが加速しているが、それだけでは済まなかった。

全日病の神野副会長は、「七対一の重症度の要件をクリアするため、本来はＨＣＵ(高度治療室)やＩＣＵ(集中治療室)に入院すべき重症患者を七対一の病棟に移しているケースも見える。ＨＣＵやＩＣＵを閉鎖する病院まで出ており、看護師の労働強化につながって本末転倒だ」と指摘する。

なぜか。第二章でも述べたが「重症度、医療・看護必要度」には項目があり、Ａ項目(モニタリング及び処置等)に「無菌治療室での治療」「救急搬送後の入院(二日間)」、Ｂ項目(患者の状況等)に「危険行動」「診療・療養上の指示が通じる」が追加され、C項目(手術等の医学的状況)が新設された。B項目に新たなものが入ったことで、認知症やせん妄患者への対応が評価されたことになるが、反面、B項目にあった「起き上がり」「座位保持」が削除された。患者が自分で起き上がることができるのか、座ったままいられるのかによって、看護の負担が大きく変わるはずだが、それが重症度にカウントされなくなった影響は大きかった。

前出の神野副会長は「本来は七対一が当たり前の体制で、五対一や四対一を考えるべき」と提唱する。神野氏が理事長を務める恵寿総合病院(石川県七尾市)では急性期病棟で徘徊してしまう認知症患者がいると看護師の負担が大きくなることから、二〇一六年度のうちに病院内デイサービスを作ることを目標にしている。

そもそも看護の現場の悲願であった「七対一」が二〇〇六年に導入され、「五対一」や「四対一」を望む声も大きい。しかし、一四年、一六年の厳格化でそれは完全にはしごを外された。「七対一」の要件のなかで、夜勤については、二〇〇六年の診療報酬から入院基本料で「複数夜勤」と「七二時間以内」が決められた。看護師不足に悩む経営側から、たびたび「七二時間ルールの緩和」が求められていた。

最近でも、一六年改定に向けて夜勤の緩和の動きが出たことから、日看協が反対声明を出したほどだ。夜勤月平均七二時間を超える病院ほど看護師の離職率が高くなり、七二時間超の看護職員の割合一〇%未満で離職率が八・七%、同五〇%以上で離職率が一二・九%になるため、看護職員の定着に影響が出ると訴えた。労働界からも、現場で月の夜勤八回に合わせて診療報酬でも六四時間以下にすべきとの声が高まっているが、なかなか実現しない。

「月平均七二時間以内」というのは、一か月または二八日間を算出期間として、「月平均夜勤数＝夜勤従事者の延べ夜勤時間数÷夜勤従事者数」となる。夜勤時間数が月一六時間を超えた者(短時間正職員は一二時間以上の者)を、夜勤従事者としてカウントしていた。病棟と外来等の他部署兼務、非常勤は常勤職員の所定労働時間で比例計算をしたうえで夜勤従事者数に含めている。

最終的に、一六年度の改定でこの計算方式が少し変わったのだが、それが労働強化につながりそうだ。「七対一」「一〇対一」の夜勤の要件について、月平均勤務時間に「一六時間以下を含まない」から「一六時間未満を含まない」になった。つまり、夜勤が月一六時間の看護師も計算に含まれることになるため、三交代の八時間夜勤を月二回、二交代の一六時間夜勤を一回でもしていればカウントされることになる。するとたとえば、夜勤従事者一〇人がいて、三交代の八時間夜勤を二回しかしない看護師が二人いたとすれば、残りの看護師は一人当たり平均一〇回を超えてしまう計算となるのだ。

この影響をどう見るか。自治労の衛生医療局の白井局長は、「夜勤負担が重くなり、看護の質を落とすことにつながりかねない」と懸念する。

それというのも、妊娠中であったり、体調を崩している場合や、育児中、家族の介護をしているなど夜勤ができない事情があれば、実際の夜勤は「できる」か「できない」かの選択しかないことがほとんど。一〜二回ならできるという人はそう多くはない。しかし、「お願いだから、一回でも二回でもいいから夜勤に入って」と、本来は夜勤免除の対象であるはずの看護師へ夜勤を強要する可能性が高まるというのだ。白井局長は続ける。

「他にも盲点がある。日勤に近いシフトの早番や遅番も夜勤として計算されることで、ますます本当の夜勤をする人員カウントが少なくなり、一人当たりの夜勤回数が増えてしまう」

夜勤といえば、一六時〜一時頃の「準夜勤」、〇時〜九時頃の「深夜勤」を連想するが、実は、夜勤の定義は「二二時から翌朝五時までの時間帯を含む連続した一六時間」を指しており、夜勤の勤務時間は病院それぞれが決めて良いことになっている。その時間帯で四時間以上働けば夜勤をしたことになる。たとえば、一六時から翌朝八時までを夜勤時間帯とする病棟の場合、「遅出」のシフトを一五時〜二二時までにすることで、六時間の夜勤にカウントできることになる。遅出を三回もすれば確実に夜勤従事者としてカウントされることになる。そうした人も夜勤従事者に含めることができるため、計算上は分母が増えていくので、「準夜勤」「深夜勤」ができる看護師が少なくても十数回に及ぶシフトをこなすことで七二時間ルールが事実上、守られることになってしまうのだ。

白井局長は「経営側は七二時間ルールを外したいだろうが、上限規制は堅持すべきで、本来は夜勤を八回以内に収めるよう六四時間以内にしなければならない。しかし、診療報酬の仕組みは複雑で、経営寄りになっているところがある。減算要件もその一つで、三か月の猶予期間の設定があることで、もはや七二時間の上限はあってないようなものになっている」と指摘する。

診療報酬では、看護師一人当たり月平均七二時間の夜勤時間が守られない場合に保険点数が減算され収入が減るが、それまで「一〇〇分の二〇」だった減算幅が二〇一六年度の改定で「一〇〇分の一五」に緩和された。減算されるまでに月平均夜勤時間が一割以内(つまり、七九・二時間以内)を超えない分には三か月の猶予期間があるため、四か月目になんとかクリアできれば、減算されずに済むことになる。その間、看護師は辛い夜勤を続けることになる。

さらに、七二時間ルールだけ満たせない場合に入院基本料の一〇〇分の七〇で算定する「夜

表 4-3　準夜勤と深夜勤の間を非番扱いにする勤務シフト表の事例

2016 年度の診療報酬改定で，夜勤などのシフトを人の体のリズムに合わせる「正循環」が初めて要件に入った．

曜日	月	火	水	木	金	土	日
第 1 週	日勤	日勤	日勤	準夜	非番	深夜	休
第 2 週	休	日勤	日勤	日勤	準夜	非番	深夜
第 3 週	休	休	日勤	日勤	日勤	準夜	非番
第 4 週	深夜	休	休	日勤	日勤	日勤	準夜
第 5 週	非番	深夜	休	休	日勤	日勤	日勤
第 6 週	準夜	非番	深夜	休	休	日勤	日勤
第 7 週	日勤	準夜	非番	深夜	休	休	日勤
第 8 週	日勤	日勤	準夜	非番	深夜	休	休

(出典)連合総合生活開発研究所「看護職員の労働時間問題に関する研究委員会」報告書より．

勤時間特別入院基本料」が新しく設けられ、夜勤の時間が守られなくても、病院の収入が大きく減らない仕組みとなった。これでは病院が看護師の労働を守る経営的インセンティブが効きにくくなってしまうのではないか。そもそも、診療報酬の夜勤の七二時間以内という要件だけが、看護師の夜勤の上限を定めるものとなっている。自治労では、「本来は夜勤の上限を定める法整備が必要だ」としている。

以前は病院単位で「七対一」を認められていたものが、一六年度からの二年間に限り、「七対一」から「一〇対一」に変更する場合、「七対一」と「一〇対一」を病棟群単位でとれることになった。つまり、病院でいくつか一般病棟があって、すべての病棟では「七対一」を維持するほどの看護師確保ができない、看護必要度がクリアできないけれど、「七対一」を絞り込めば維持できる場合、いくつかの「七対一」を残して他を「一〇対一」にすることが可能になったのだ。事実上の「七対一」つぶしだと現場から批判の声が高まっている。

また、夜間看護体制の充実が図られ、加算がつく要件に「勤務間隔一一時間以上」「正循環シフト」「連続夜勤回数は二回まで」などが入り、画期的なものとなった。

ただ、「看護補助者を夜勤時間帯に配置している」ことも要件となり、あわせて看護補助加算も拡充された。「看護職員夜勤配置加算」の「一二対一配置加算」に新たな要件が設けられ、点数が引き上げとなり、「一六対一配置加算」が新設されたが問題も残る。夜勤に補助者を入れる病棟が早速増え始めているが、急性期の患者がいる病棟は、急変や医療依存度の高い病棟で補助者がいてもできることは限られ、現場では医療行為のできる看護師の増員を求める声が大きい。

この他にも、現在、病院のなかで進められているのが「病棟と外来の一元化」だ。救急搬送に対応する外来の夜勤に余裕があると、病棟に応援に駆り出されることがある。夜勤時間帯に病棟と外来を兼務している場合、診療報酬でも、その看護師の病棟勤務の夜勤時間を実人員としてカウントできる。患者数に波のある外来の効率化を図り、病棟と兼務するケースが増えている。

日看協の「二〇一五年病院看護実態調査」でも、今後の外来看護について約六割が「病棟との連携」を強化するという。確かに聞こえは良いのだが、同じ看護師が病棟と外来を行ったり来たりすることの矛盾が起きている。

神奈川県内で重症患者の救急搬送を受け入れている中小病院(約二六〇床)でも、「一元化」が導入された。病院は「七対一」の看護必要度をクリアしつつ、ベッドの稼働率を上げるために、積極的に深夜の救急搬送を受け入れるようになった。ただ、救急車が来るかどうかは日によって波がある。夜間に患者が来ないとなると、外来の看護師は病棟に入れと指示されるようになった。ベテラン看護師でも「なじみのない病棟にいきなり応援に行っても何もできない。患者の日中の様子がまったく分からないため、病棟に行ってもお客様状態で、何をしていいか分からない。頭数だけ揃っても、意味がない」と話す。そこで、本来の看護が実践できるわけがなく、人材を有効活用しているとも言い難い。

筆者が『看護崩壊』を上梓した二〇一一年一月から約五か月後、厚生労働省の医政局長、労働基準局長、職業安定局長、雇用均等・児童家庭局長、保険局長からいわゆる「五局長通知」が出された。関連局が横断して通知を出すのは珍しく、「看護師等の「雇用の質」の向上のための取組について」を出して、都道府県知事に看護師の労働環境の改善を図ることを求めた。

日看協は所定時間外労働の長さ、三交代勤務で十分な勤務間隔の確保が困難、二交代勤務での長時間夜勤などを問題視して、二〇一三年二月に「看護職の夜勤・交代制勤務に関するガイドライン」をまとめ、勤務編成の基準を一一項目提案した。

具体的には、①勤務間隔は最低一一時間以上あける、②勤務の拘束時間は一三時間以内とする(残業も含む)、③三交代夜勤は月八回以内を基本とする、④夜勤は最大二連続まで、⑤連続勤務日数は五日以内、⑥休息は、夜勤時は一時間以上、日勤時は労働時間・労働負担に応じて適切な時間数を確保する、⑦夜勤の途中で連続した仮眠時間を設定する、⑧二回連続の夜勤後はおおむね四八時間以上の休息を確保する。一回の夜勤後はおおむね二四時間以上確保する、⑨少なくとも月一回は土曜・日曜ともに前後に夜勤のない週末の連続休日をつくる、⑩正循環の交代周期とする、⑪早朝始業は七時より前は避ける、である。

この一一項目の普及について日看協は二〇一四年一一〜一二月に調査を行った。三交代の病院では、正循環の交代周期とすることについて三七・二％が「現在、検討している」としつつも「取り組む予定はない」が二九・二％だった。二交代の病院では、拘束時間は一三時間以内がネックになっており、「現在、検討している」が二八・一％あったが、「取り組む予定はない」

が四七・一％に上った。看護師が不足している状態では、現場は簡単には変わらないことがうかがえる。

連合は一二年に看護実態調査を行い、「看護職員の夜勤・交代制勤務に関するガイドライン」を策定した。理想とする高い目標の「ガイドライン」と、最低限取り組もうという「ミニマムライン」も設けた。たとえば、休日の設定について、正循環の場合のガイドラインは、二四時間プラス八時間以上の勤務間隔の確保を前提とする。準夜勤と深夜勤の間が二四時間空いていたとしても、それを「休日」とは扱わずに「非番」（勤務をしない日）として扱う。ミニマムラインでは、準夜勤と深夜勤の間を「非番」扱いにできない場合は、月に一回に限ってそれを「休日」扱いにすることを許容している。

逆循環の場合、ガイドラインは「日勤―休日―深夜勤」「準夜勤―休日―日勤」というシフトを組んだ場合の勤務間隔（二四時間プラス八時間）は「休日」としても月に二回を限度とする。ミニマムラインは同様のシフトを許容するとされている。

ほか、ガイドラインとミニマムラインでそれぞれ、深夜勤は、▽四週当たり四回を限度とする、▽二か月平均して四週当たり四回を超えない。勤務間隔時間の確保は、▽原則一六時間以上を確保する、▽逆循環方式など多様な交代制勤務であっても最短一一時間以上の確保が必要

――など。

連合総合政策局生活福祉局次長の小林司氏は、「ガイドラインに沿った勤務条件への見直しを求めているが、職場実態として直ちに見直しできる状況にはないことも考えられることから、ミニマムラインも設定した。まずはできることから取り組むことが重要。ライフスタイルの希望に応じた勤務編成の実現に向けたい」としている。

日看協の調べでは、賃金表のない病院が一七・二％あり、病院の規模が小さいほどその率が高まっている。民間給与実態調査をみると、看護師の賃金は三〇歳頃から他の職種に抜かれて横ばいとなる。厚労省の「平成二二年度診療報酬改定の結果検証に係る特別調査」では、「勤務し続ける上での問題点」としてトップに「賃金(賞与含む)が低い」があがった。また、日看協「二〇〇九年看護職員実態調査」でも、「職場における悩みや不満」で「給与が低い」は五二・五％に上り、それを理由に六一・二％が辞めたいと考えたことがある。

人事院「平成二七年職種別民間給与実態調査」によれば、看護師の賃金は二〇～二三歳では月二九万三一六一円で他の医療職より高いが、賃金は横ばい。五六歳以上になっても月三八万九八七一円で賃金の上昇幅は緩やかだ。しかも看護師の多くは病院で働いて患者の命を預かり、夜勤をこなしていることを考えれば、見合うとはいいがたい。

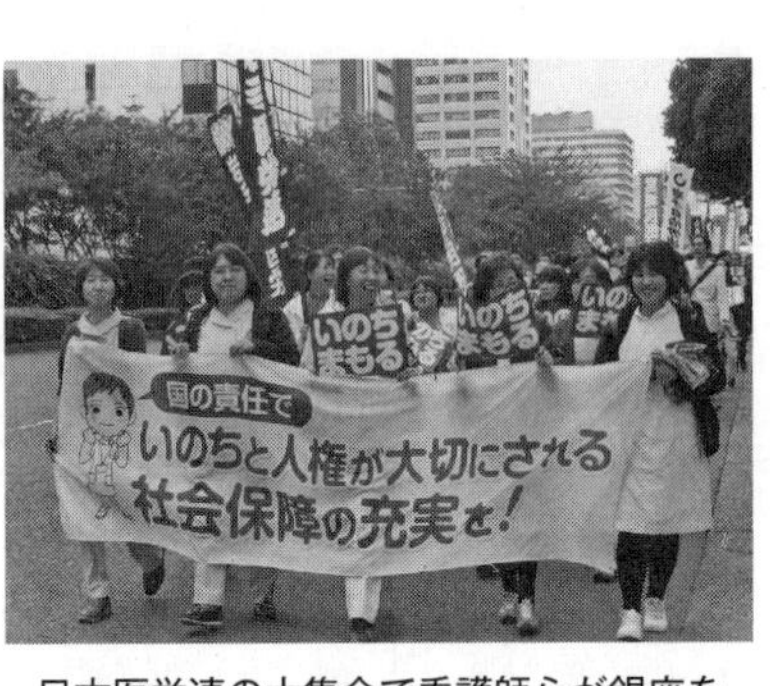

国の責任で
いのちと人権が大切にされる
社会保障の充実を！
いのちまもる
いのちまもる
日本医労連の大集会で看護師らが銀座を歩いてPR(2015年10月22日)

そうした賃金の評価の問題に対して、日看協は二〇一六年六月に「病院で働く看護職の賃金のあり方」をまとめた。能力や役割の違いによって看護職を「専門職群(ジェネラリスト)」「管理・監督職群(マネジメント)」「高度専門職群(スペシャリスト)」に分けて、さらに、専門性の高さや役割の大きさによってステップを分ける。九等級・一五ステップに分かれ、一番下は新人、一番上は看護部長となる。特定行為研修修了看護師、認定看護師、専門看護師のなかには副看護部長に匹敵するケースもある。

このほか、労働組合が個々に賃金交渉を求めることも役割として大きい。日本医労連の中野千香子中央執行委員長は「社会保障の問題は、国の制度設計や自治体の施策によるところが大きいが、職場単位で改善できることもある」と強調し、「たとえば、時間外の労働についてきちんと申請して時間外手当を支払ってもらう、パワハラやセクハラをなくすなど、労働組合が取り組むことで働きやすさは変わってくる。夜勤回数などの労使協定を結ぶことは労働条件の明示につながる。それが守られなければ労使で話し合って増員を求めることもできる」と話す。

追い出し医療のはてに

東日本大震災から五年以上が経つ。厚労省の災害派遣医療チーム「ＤＭＡＴ」や日本赤十字社が災害時には被災地に医師や看護師を派遣している。ＤＭＡＴは災害や大きな事故の発生後四八時間以内に出動し、七二時間以内の人命救助という超急性期に活動する。震災が起こって一か月ほど経ってからＤＭＡＴの医師や日赤の看護師に取材をすると、医師でＤＭＡＴの小井土雄一事務局長(当時)は、「生きるか死ぬかの災害医療を要する人はほとんどいなかった。ただ、慢性期疾患の患者をバトンタッチする看護師がいなかったため、避難所から移送・搬送する間に死亡するという新たな〝プリベンタル・デス〟(避けられた災害死)が発生してしまった。ギリギリの人員でやってきた、医療過疎地が抱えた問題が震災によって露呈した」と話した。これは、過疎地だけの問題ではないはずだ。

被災地に度々訪れて支援に当たっている前出の川嶋氏は、「治す医療から、治る力を引き出すほうへ向いていかなければならない」と強調する。東北の被災地では二〇〇を超える医療施設がなくなった。ＤＭＡＴのような急性期医療より看護・介護ニーズが高い一方で、器械に頼る看護に慣れてしまった看護師が自動血圧計がなければ自分で脈をはかれないケースが目立っていたことを嘆いている。看護界のゴッドマザーともいえる存在の川嶋氏は、「良い看護とは、看護の原点、あり方とはと、何十年も語り続けているのになぜ、まだ今もそれを問わなければならないのか。ひとえに慢性化したヒューマンパワー不足が原因だ。自分は一生懸命しているつもりで客観的に患者を無視していないだろうか。看護の進化にズレが生じている。本当の意味での看護実践量の不足が悪循環をもたらしている。結果としてケアの質が低下している。看護崩壊を通り過ぎている」と憤りを隠せない。

病棟に鳴り響く危険信号のアラーム音。患者の顔を見ないでモニターを見て「大丈夫、大丈夫、SpO_2が九七%だから」で、看護師として良いケアをしていると言えるのだろうか。話す、触れる、癒す、なぐさめる。「それを看護師が「我慢、断念」することは「怠慢、無関心」と言い換えられる」のナイチンゲールの言葉を引きながら川嶋氏は厳しい目を向ける。そして続ける。

「高度医療を受けられる人は一部の人。圧倒的多数は普通の病気だ。看護によって治る力を引き出す。その人の持つ自然治癒力を引き出すのが看護。必要なのは、誰にでも約束される「日常」という営みだ。本来、看護そのものに病気を癒す力がある。

ＩＬＯでいう働く価値のある仕事を遂行しなければならない。自分はもちろん家庭を犠牲にする労働環境では、良い看護はできない。七対一でいいケアができるのだろうか。依然として一〇対一や一五対一まで残っている。明日に疲れを残さない人員はいったい何人なのか。自分は責任持って何人フォローできるのか。看護師が疲弊して困るのは患者さんと家族だということを忘れてはならない。国民には良い看護を受ける権利がある。看護労働の崩壊は、この権利が脅かされていることだ。看護師自ら、堂々と現場に看護師が何人必要だと言わなければならない。それは専門職としての社会的責任だ」

ヘルスケア労協（保険医療福祉労働組合協議会）顧問の村山正栄氏も、かねてより医療従事者の雇用劣化が医療崩壊を招くと警鐘を鳴らしてきた。

「看護師不足が深刻で病床が削減されるばかりか、病院が開院できないケースまで起きている。激務のなかでメンタルヘルスの問題を抱える看護師も増えている。国が医療や介護の現場に合った予算をかけずにいるため、そのしわ寄せが医療の現場で働く者にくる。病院で圧倒的な人数を占める看護師の離職が止まらず看護師不足が解消しない。

二〇一八年は診療報酬と介護報酬のダブル改定があるのと同時に、第三次医療費適正化計画が始まる。二〇二五年問題に向けて、ここで一層の医療費削減が舵取りされれば労働環境は一層悪化し、患者さんにとっても追い出し医療に拍車がかかる可能性がある。今こそ現場から声を挙げなければならない。安心して年をとれず医療を受けられないような社会で良いのか、改めて考える必要がある」

命の重みを軽視して医療経済性だけで見れば、一か月分の費用は入院だと四〇万円台、在宅医療だと一〇万円台で、在宅に移行したほうが三分の一のコストで済む。国の本音は、病院から保険点数の高い「七対一」病棟を減らし、最終的に医療依存度の高い患者を在宅医療が未整備なまま、家族へ押し付けることなのではないか。しかし、現実を見れば治療が不完全なまま家に帰された患者は入退院を繰り返し、不経済ではないのか。病院や施設間の追い出しも、その病院だけで見れば効率よく利益が出ても、たらい回しの結果、患者一人にかかるトータルの医療費はかさんでいるのではないだろうか。

そして何より、人生の末路が、追い出し医療のはてにある姥捨て山と化した病院や介護施設、自宅でいいはずがない。それを支えられる看護の質が今、どこに残されているのか。

看護師の仕事とは何なのか

准看護師がいて、看護師のなかに専門看護師、認定看護師がいて、さらに特定行為のできる看護師が生まれている。階層化が進み、看護師の療養上の世話が他の職種に移譲されていくなかで、いったい、看護のやりがい、看護の質をどう見たらいいのか。

数年前、千葉県で行われた看護師集会で、自治体病院に勤めるベテラン看護師が声を挙げた。「毎年、どのような研修を受けたいか、認定看護師や専門看護師を目指すか師長から詰め寄られる。新人が「普通の看護師ではいけないのですか」と泣いて訴えていた」

看護師が患者にとって癒しの存在の白衣の天使とは、いったい、いつの時代の話になってしまったのだろうか。今や、看護師長にまでベッド回転率が求められる影響から、ベッドサイドの看護師にも効率的な看護、いや、看護しない看護が求められている。

前出の川嶋氏は、「療養上の世話が補助者に移譲されるのは、経営の論理。専門職の誇りを奪っている。看護部長が副院長を兼務するようになって外見はステイタスアップかもしれないが、反面、看護部長として看護の現場のために経営側と戦うことをしなくなった。看護師が副院長になったことの罪と罰がそこにある」と指摘する。看護の世界は、病院では看護部長、その下にいる師長が職場では絶対的な存在となる。看護師のトップが経営寄りになっていけば、当然、末端の看護師にも影響が出て、じっくり患者と向き合う看護は効率が悪いと遠ざけられてしまう。

今では、大学病院を始めとする名だたる病院でも「ナースコールをとって患者の対応をすると〝業務を時間内に終わらせられないダメな看護師〟と評価が下がるため、なるべくナースコールはとらない」という状況だ。

全日本赤十字労働組合連合会の森田しのぶ中央執行委員長は、「体が拘縮しないよう手をかけてくれる看護師が仕事の遅い、できない看護師と評価されてしまう。看護師も褥瘡ができないよう体位変換をするのが本来の看護なのに、それを怠って褥瘡ができて処置すると診療報酬上、病院の収入になる矛盾がある。高次脳機能障害の患者さんでも、体を拭きながら一緒に発声の練習をすれば状態が改善することもあるが、その清拭が看護師の仕事でなくなりつつあり、専門性をはき違えているのではないか。

清潔ケアや社会復帰に向けた回復援助を看護師が捨てていいのか。私たちは、本当の看護を取り戻せるのだろうか。医療も介護も保育も、信頼関係をきちんと構築できない状況では、訴訟も起こり得る」と危惧する。

第三章の前半で示したように、医師の業務が看護師へ、看護師の業務がその他の業務に移っている。問題の根源は、国が医師不足を解消せずに、よりコストのかからない方へ移譲していることにある。

都内のある中小病院の師長は「診療報酬に補助加算がついて看護助手を雇い入れ、清拭、補整、生活ケアなどの業務がシフトした。かわりに看護師は医師の補助となり、処置が増えた。きっと、痰の吸引もやろうと思えば助手でもできるかもしれない。けれど、病気をみる、患者さんの生活をみるという視点で患者さんの免疫力を高め、自ら病気を治すサポートをするのが看護のはず。助手が入って看護師は何をするのか。患者さんの在院日数が短くなり、看護の本質とはなんだろうかと、看護師が現場で考える力をつけることが奪われている」と、じくじたる思いを抱えている。

全日本国立医療労働組合本部の中丸登代子副委員長は、もともと重症心身障がい者施設で働いた経験から「ＮＩＣＵから呼吸器の必要な子どもが送られてくる。看護師は機器に囲まれて仕事をし、機器の管理が優先されてしまう。子どもの発達やＱＯＬ（生活の質）に療育が大事だと思っても看護師がかかわれなくなり、看護の達成感を味わえなくなっている。

自分がもし患者だったら、こういう対応で良かったのだろうかと振り返る余裕もなく働いている。ふとした瞬間に余裕ができても、患者さんのところに向かうのではなくパソコンの前に向かっている。これでは看護する喜びは育たない。今は、効率化ばかり求められ、人の尊厳がないがしろにされてしまう。結局、医師をきちんと増やさずに看護師に業務を拡大させる矛盾が現場に現れているのではないか」と語る。

〝業務〟とすれば、療養上の世話は看護師でも補助者でもできることになる。あえて看護師が行う意味はどこにあるのか。前述の川嶋氏は、諭す。

「清拭を単に身体を拭く業務とすれば、補助者や誰にでもできると思われるだろう。しかし、清拭に限らず、患者さんに向き合って直接肌に触れて「心地よさ」を体感するプロセスは、患者さんがポロッと本音や不安を口にする場ともなる。つまり、ただ拭くだけではなく、専門的な技術の提供が患者さんの心を自然に開く機会ともなる。したがって、病気や手術を契機に健康になろうという意欲を引き出す上でも有用である。

以前、看護の質が高い病棟とはどのような病棟かを探った研究で、病棟の匂いの発生源となる部分のケアを提供することととらえた。つまり、マウスケア(お口の手入れ)と手の清潔ケアと陰部の清潔ケアがきちんとできていることによる。

今や看護師がケアを雑用と見て、ケアワーカーがやるから自分はやらないと言う。トイレの移動はヘルパーのほうがうまいと平気な顔をして言う。排泄は人間の尊厳の最後の砦。それを見下げて看護師がやらないということに、専門職が専門職でなくなる危機が見える。

二〇年前に医師と介護職だけいればいいという議論があった。看護師が滅びると言われ、今そうなっていることに看護師の自覚が足りない」

一般の人は、看護師に何を求めているのだろうか。最低限、人間が人間らしく、病気になっても今までの暮らしを継続できる環境、技術、ケアの質を考えなければならない。「看護師は患者さんが辛い時にその辛さについて一緒に考えられるセンスの持ち主であってほしい」と川嶋氏は切望している。

神戸市看護大学の林教授は、「看護師が何をする人か可視化されていない。処置に追われるだけで看護師の心を失っているのではないか」と問いかける。

林教授は、手術室に入った患者はまな板の鯉とたとえる。その不安を取り除き、患者の尊厳を守ることにこそ看護師の役割がある。診療の補助と療養上の世話の両方を合わせてできる看護師だからこそ、シビアな診療の場面でできることがたくさんある。医師と同じように看護師が医療行為に重心を置いてしまえば患者が救われない。そして、看護師が「自分が何をしたいか」ではなく、「患者さんがどういう援助をしてもらいたいか」という観点で考えなくてはいけない。国民が看護師によるケアがどのようなものであれば良いのかが問われていない、と懸念している。

日本医労連の中野中央執行委員長は、最近の自身の入院体験を振り返り、「看護師はバイタルサインのチェックが中心で、身近な存在は看護助手さんや掃除の方だった。電子カルテなど業務に忙殺されて、看護が患者さんから遠ざかっていると感じた。看護とは何か、看護師の仕事とは何かを考える必要がある」と危機感を募らせている。そして、看護師を疲弊させる原因のひとつには電子カルテ等への記録の多さがあると指摘。中野中央執行委員長は「患者さんや家族に対して承諾書をとるなど事務的な作業が多く、その説明も時間が割かれる。結果、看護師が患者さんに寄り添う時間が奪われている。仮に「七対一」の病棟でも、一日の平均での配置基準のため、夜勤の多くは看護師二人で患者四〇人を看ることになる。日勤を手厚くしても、受け持つ患者は四人以下にはならない。業務の量に看護師が追い付かない状態だ。「七対一」というなら、せめてどの時間帯でも「七対一」であるべきだ」と訴える。

前述の中丸氏も、「最近では、若い人から「こんな看護がしたい」という訴えを聞くことが少なくなった。日常の業務が煩雑すぎて、考える余裕がない。そして、看護師自身も忙しいことを理由に療養上の世話に手が回っていないところも否定できない。看護師の役割とは何なのかきちんと議論されないまま補助者が増えていって、いつの間にか療養上の世話が補助者に移っていった。患者さんの受け持ち制が決められ、チームが固定されると、目の前の患者さんが困って何か訴えても「ちょっと待っていてください」。ナースコールが鳴っても担当でない患者さんならとらない。これがチーム医療の姿なのだろうか」と疑問を感じている。

看護師であれば、誰でも一度は感じるだろう、「なんか、あの患者さんの様子がおかしい」。重症患者や子どもの患者、認知症のある患者は特に自分では訴えられないから、看護師による観察が重要となる。そして、その看護師の「なんか、おかしい」が急変の前触れであることは決して少なくない。それを早期に医師に知らせ、悪化を防ぐこともチーム医療として長年培われてきたものであるが、患者と接する時間が減った今、看護師の観察力は養われなくなってしまうのではないか。

看護の世界で六五年以上、看護師として生きてきた川嶋氏は、この何十年、繰り返し、「熱いお湯と清潔なタオルと石鹸、それに看護師のハートさえあれば命だって救える」と、数多くの後輩たちに教えてきた。

——熱い蒸しタオルを胸に置くだけで患者さんが深呼吸してくれたり、足浴すると入眠をはかることができるなど、温熱治療の効果がある。

また、肺炎になるリスクの高い七五歳以上の寝たきりの高齢者がいたとする。異常な意識レベルで経口摂取不能だと放置すれば一〇〇％と言っていいほど肺炎を起こす。肺炎になればレントゲンをとり、点滴をするため診療報酬が発生して病院の収入になる。しかし、三時間おきに体位変換して、一日四回マウスケアし、スクィージングドレナージ(痰が溜まっている胸郭の部分に手のひらを当てて圧迫して排痰を促すこと)をすると、看護師は大変だが肺炎を起こさない。褥瘡を作らないために体位変換をすることも大事。人権と安全性と安楽性を追求し、看護の究極は手によるケア。

看護の本質は目に見えないところにあるが、しかし、それらは診療報酬がゼロで、看護の手抜きをすると、患者さんが病気になり、処置をすることで診療報酬が上がり、医療費がかさむという矛盾がある——

川嶋氏は「看護そのものに病気を癒す力がある」と多くの後輩たちに教えてきた。しかし、その看護そのものが、今、患者を不安にさせている。

ディーセントワークは「働きがいのある人間らしい仕事」と訳されているが、もっぱらILOでは「働く価値のある仕事」と解されている。今の看護に、働く価値を見出すことができるのだろうか。価値を見出せない働き方の看護師が、どうして良い看護ができるのだろうか。そして、患者の命や尊厳は守られるのか——。

今こそ看護師の働き方に目を向け、看護の質について考える時が来ている。

おわりに

『看護崩壊――病院から看護師が消えてゆく』(アスキー新書)で、二〇一一年に看護師の過酷な労働実態を問題提起してから、五年以上が経つが事態は深刻化している。この間、看護師の集まりで講演した時に必ず聞く、「自信を持って勤め先の病院に大事な人を入院させられるか」という問いかけに、「はい」と手を挙げる人は、まったくいないか、多くて一割。それが医療や看護の現実だと言っても、過言ではないだろう。

効率ばかりが求められる医療制度のなかで、看護師の負担は重くなって看護の質は劣化し、看護師にとってのやりがいが奪われている。疲れ切った看護師が良いケアをするには限界があり、患者や家族にとっては安心と安全が遠のいている。

そして今、看護の世界は歴史的な分岐点にある。第四章で指摘したように、特定行為の研修制度について、国民のどのくらいが知っているのか。医師でも難しいと言われる医療行為が看護師に拡大され、しかも教育も訓練もなしに看護師が行うことのできる欠陥のある制度だ。それを国民が望むのだろうか。制度が創設される議論の終盤、医療業界のなかは大騒ぎとなったが、相も変わらず一般市民は蚊帳の外だった。

そして、看護教育の問題も深刻だ。医療技術が高度化したことで、三年制の専門学校から四年制の大学を求める声もある。ただ、二〇〇七年から大学を受験する高校生の人口と大学の定員数が逆転して、選ばなければ、どこかの大学には入ることのできる「大学全入時代」になっている。各大学は生き残りをかけて、人気の高い看護学部を次々と設置している。厚労省の「看護師等学校養成所入学状況及び卒業生就業状況調査」によると、二〇一三年の三年制の養成所(専門学校)や短大が五五五校で四年制大学は二一八校となっている。

一方で、教育の現場では看護の経験が豊かな教員が不足している。看護学部だけでなく新設された大学のなかには、学費ばかり高くて教育水準が伴わず、大学とはいっても名ばかりの状態ということも少なくない。それでなくても、都内のある有名私立大学の看護学部では「偏差値で学部を選んだり、看護師免許があれば就職に困らないだろうという動機で入学する学生もいる。本当に看護師になりたくて入学していない学生が多く、看護師として就職しない。結局、臨床の現場には半分程度しか残らない」と嘆いている。これでは専門職を育てるために教育投資した効果がなく、これらも看護の質が劣化する一因となっている。今後、教育の質も問わなければならないだろう。

医療業界のなかには、政治的、業界的なしがらみが少なからず存在する。本書を執筆するにあたり、もしも、筆者がどこかの業界団体や要職者に気を遣わなければならない関係にあれば、書けないことだらけだった。現場のことや患者のことだけを考えて、何が問題なのかを記すため、今後どこかの取材は出入り禁止になることも覚悟した。

政治家や立場のある看護師、医師などで筆者と同じような考えを持っていても、その多くが自分の言葉として正々堂々と発言できないでいる。制度設計の場において重要な立場にある人が、匿名を前提に本音を語ってくれた。

「国の思惑通りに病床数は減り、増やすべき現場の医師も看護師も減っていくだろう。診療報酬の誘導で、看護師配置の高い急性期病棟が配置の低い病棟に置き換わるため、おのずと看護師は減っていく。制度の影響が目に見えるようになるのはずっと先だ。きっと二〇年後に「あの時が間違いだった」と振り返ることになるはず」

その時になってからでは遅い。

今、看護師らが医療の現場で感じる素朴な疑問や怒りの声を挙げなければ、それを国民が知ることがなければ、患者の命はもっと守られなくなってしまう。世論が湧き起これば、それが大義名分となって政治や行政は変わる。私たちは、まず、看護の現状を直視し、制度の矛盾を知る必要がある。しがらみを断ち切ることができるのは唯一、世論だ。

全国の看護師の皆さんが忙しい合間をぬって「患者さんのために良い看護をしたい」と取材に協力してくれた。感謝の念に尽きる。そして『ルポ 保育崩壊』に続き、本書の発刊までに多大な力を貸してくれた編集者の上田麻里さんに感謝したい。

看護師の看は、「手と目」からできていて、手をかざしてよく見るという意味がある。また、ナース(nurse)の英語には、授乳するという意味もある。患者に温もりのある手を当て、命の源を注ぎ込むような看護ができる環境になることを願っている。

二〇一六年七月

小林美希

小林美希

1975年茨城県生まれ．水戸第一高校，神戸大学法学部卒業後，株式新聞社，毎日新聞社『エコノミスト』編集部記者を経て，2007年よりフリーのジャーナリスト．若者の雇用，結婚，出産・育児と就業継続などの問題を中心に活躍．2013年，「「子供を産ませない社会」の構造とマタニティハラスメントに関する一連の報道」で貧困ジャーナリズム賞受賞．
著書に『ルポ 正社員になりたい』(影書房，2007年，日本労働ペンクラブ賞受賞)，『ルポ“正社員”の若者たち』(岩波書店，2008年)，『看護崩壊』(アスキー新書，2011年)，『ルポ 職場流産』(岩波書店，2011年)，『ルポ 産ませない社会』(河出書房新社，2013年)，『ルポ 保育崩壊』(岩波新書，2015年)，『ルポ 母子家庭』(ちくま新書，2015年)，『夫に死んでほしい妻たち』(朝日新書，2016年)など．

ルポ 看護の質
——患者の命は守られるのか　　岩波新書(新赤版)1614

2016年7月28日　第1刷発行

著 者　小林美希(こばやしみき)

発行者　岡本 厚

発行所　株式会社 岩波書店
〒101-8002 東京都千代田区一ツ橋2-5-5
案内 03-5210-4000　営業部 03-5210-4111
http://www.iwanami.co.jp/

新書編集部 03-5210-4054
http://www.iwanamishinsho.com/

印刷・理想社　カバー・半七印刷　製本・中永製本

ISBN 978-4-00-431614-5　　Printed in Japan

岩波新書新赤版一〇〇〇点に際して

ひとつの時代が終わったと言われて久しい。だが、その先にいかなる時代を展望するのか、私たちはその輪郭すら描きえていない。二〇世紀から持ち越した課題の多くは、未だ解決の緒を見つけることのできないままであり、二一世紀が新たに招きよせた問題も少なくない。グローバル資本主義の浸透、憎悪の連鎖、暴力の応酬——世界は混沌として深い不安の只中にある。

現代社会においては変化が常態となり、速さと新しさに絶対的な価値が与えられた。消費社会の深化と情報技術の革命は、種々の境界を無くし、人々の生活やコミュニケーションの様式を根底から変容させてきた。ライフスタイルは多様化し、一面では個人の生き方をそれぞれが選びとる時代が始まっている。同時に、新たな格差が生まれ、様々な次元での亀裂や分断が深まっている。社会や歴史に対する意識が揺らぎ、普遍的な理念に対する根本的な懐疑や、現実を変えることへの無力感がひそかに根を張りつつある。そして生きることに誰もが困難を覚える時代が到来している。

しかし、日常生活のそれぞれの場で、自由と民主主義を獲得し実践することを通じて、私たち自身がそうした閉塞を乗り超え、希望の時代の幕開けを告げてゆくことは不可能ではあるまい。そのために、いま求められていること——それは、個と個の間で開かれた対話を積み重ねながら、人間らしく生きることの条件について一人ひとりが粘り強く思考することではないか。その営みの糧となるものが、教養に外ならないと私たちは考える。歴史とは何か、よく生きるとはいかなることか、世界そして人間はどこへ向かうべきなのか——こうした根源的な問いとの格闘が、文化と知の厚みを作り出し、個人と社会を支える基盤としての教養となった。まさにそのような教養への道案内こそ、岩波新書が創刊以来、追求してきたことである。

岩波新書は、日中戦争下の一九三八年一一月に赤版として創刊された。創刊の辞は、道義の精神に則らない日本の行動を憂慮し、批判的精神と良心的行動の欠如を戒めつつ、現代人の現代的教養を刊行の目的とする、と謳っている。以後、青版、黄版、新赤版と装いを改めながら、合計二五〇〇点余りを世に問うてきた。そして、いままた新赤版が一〇〇〇点を迎えたのを機に、人間の理性と良心への信頼を再確認し、それに裏打ちされた文化を培っていく決意を込めて、新しい装丁のもとに再出発したいと思う。一冊一冊から吹き出す新風が一人でも多くの読者の許に届くこと、そして希望ある時代への想像力を豊かにかき立てることを切に願う。

（二〇〇六年四月）

岩波新書より

社会

戦争と検閲 石川達三を読み直す	河原理子
生きて帰ってきた男	小熊英二
地域に希望あり	大江正章
地域の力	大江正章
遺骨 戦没者三一〇万人の戦後史	栗原俊雄
フォト・ストーリー 沖縄の70年	石川文洋
ルポ 保育崩壊	小林美希
アホウドリを追った日本人	平岡昭利
朝鮮と日本に生きる	金時鐘
被災弱者	岡田広行
農山村は消滅しない	小田切徳美
復興〈災害〉	塩崎賢明
「働くこと」を問い直す	山崎憲
原発と大津波 警告を葬った人々	添田孝史
縮小都市の挑戦	矢作弘
福島原発事故 被災者支援政策の欺瞞	日野行介
日本の年金	駒村康平
食と農でつなぐ 福島から	塩谷弘康・岩崎由美子
過労自殺〔第二版〕	川人博
金沢を歩く	山出保
ドキュメント 豪雨災害	稲泉連
希望のつくり方	玄田有史
親米と反米	吉見俊哉
人生案内	落合恵子
ひとり親家庭	赤石千衣子
女のからだ フェミニズム以後	荻野美穂
〈老いがい〉の時代	天野正子
子どもの貧困	阿部彩
子どもの貧困 II	阿部彩
性と法律	角田由紀子
ヘイト・スピーチとは何か	師岡康子
生活保護から考える	稲葉剛
かつお節と日本人	宮内泰介・藤林泰
家事労働ハラスメント	竹信三恵子
ルポ 雇用劣化不況	竹信三恵子
福島原発事故 県民健康管理調査の闇	日野行介
電気料金はなぜ上がるのか	朝日新聞経済部
おとなが育つ条件	柏木惠子
在日外国人〔第三版〕	田中宏
まち再生の術語集	延藤安弘
震災日録 記憶を記録する	森まゆみ
原発をつくらせない人びと	山秋真
社会人の生き方	暉峻淑子
豊かさの条件	暉峻淑子
豊かさとは何か	暉峻淑子
構造災 科学技術社会に潜む危機	松本三和夫
家族という意志	芹沢俊介
ルポ 良心と義務	田中伸尚
靖国の戦後史	田中伸尚
日の丸・君が代の戦後史	田中伸尚
憲法九条の戦後史	田中伸尚